MÉTHODE OFFICIELLEMENT SCIENTIFIQUE
LA SEULE RÉELLEMENT INFAILLIBLE DE

GUÉRISON

Radicale et absolue

des Maladies

Secrètes

COMPTOIR DE LIBRAIRIE

17, rue Laferrière, 17

PARIS

MÉTHODE

OFFICIELLEMENT SCIENTIFIQUE

LA SEULE RÉELLEMENT INFAILLIBLE DE

GUÉRISON

Radicale et Absolue des Maladies Secrètes

GUÉRISON

Radicale et absolue

des Maladies Secrètes

COMPTOIR DE LIBRAIRIE

17, rue Laferrière, 17

PARIS

Traitement de la Syphilis

GUÉRISON

Avant tout autre explication sur la nature de la syphilis et sur ses complications, il importe au plus haut point de rapporter ici les déclarations qu'a faites au monde savant le directeur de l'Institut scientifique et médical, sur la certitude qu'il a acquise de guérir cette terrifiante maladie.

« J'ai dit, déclare-t-il, et j'affirme à nouveau que je guéris la syphilis de façon rapide, radicale et totale. J'affirme que, sous l'influence victorieuse de mon traitement, tout danger disparaît. J'affirme enfin qu'un malade atteint de syphilis ancienne ou récente redeviendra, en peu de temps, absolument sain et indemne de tout danger et de toute complication.

(Guérison. 2)

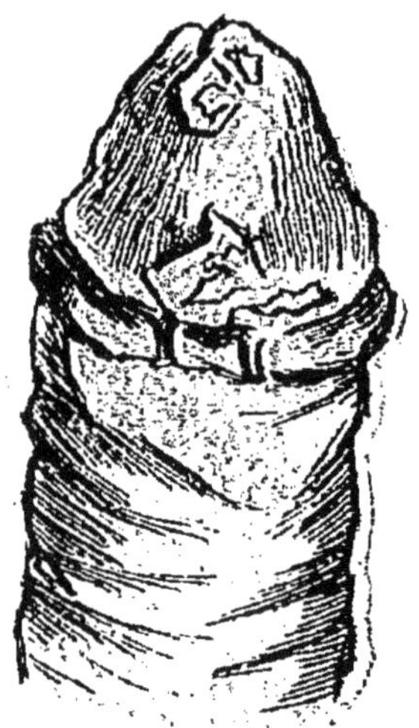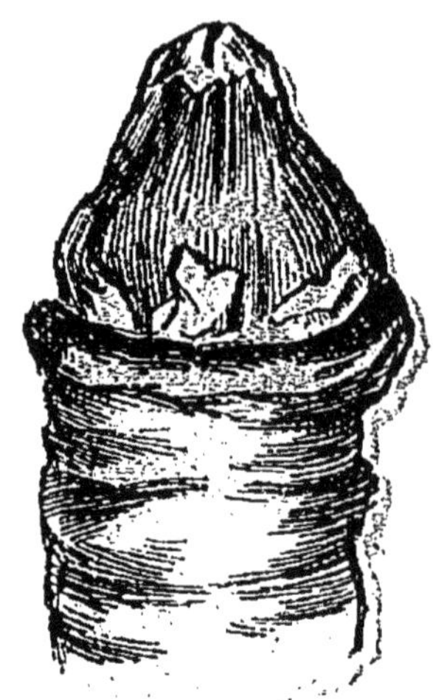

N° 1

Notes sur la Gravure ci-dessus

La gravure ci-dessus représente deux chancres mous appelés aussi cancroïdes.

Ces chancres, multiples et sans durcissement à la base,
ne doivent pas être confondus avec le chancre syphilitique qui
toujours est unique et induré, c'est-à-dire dur sous la chair.

Les chancres mous exigent surtout des soins de propreté, des
lavages souvent répétés avec l'eau anti-septolée et l'emploi de la
Calomeline. — Porter un suspensoir et un godet de propreté,
comme il est dit plus loin. (Voir Notes de la gravure n° 2.)

« J'appelle en conscience l'attention du public et celle des médecins, sur la nécessité qu'il y a de suivre le seul traitement capable de purifier l'organisme et de préserver l'humanité des pourritures syphilitiques.

« Les malades n'ont pas le droit de se mutiler volontairement ; l'ignorance seule de mon traitement serait leur excuse, mais puisqu'il appartient à la science, il est de leur devoir impérieux de suivre ma méthode et de cesser, en se guérissant, d'être un danger pour la Société, en restant le foyer de contamination qui menace tous ceux qui les approchent de près ou de loin.

« La vérole est donc bien, désormais, un mal dont on guérit, et je fais appel au cœur et à la raison de tous les avariés pour ne pas perdre de vue, un seul instant, l'intérêt capital qu'ils ont à observer rigoureusement les instructions relatives à mon traitement que j'ai exposé dans les journaux techniques et que je publie dans la *Médecine qui Guérit.*

« Je déclare et j'affirme encore que je guéris rapidement, très rapidement, et de façon radicale, c'est-à-dire sans risque de complications ni de retour, non seulement la syphilis mais encore toutes les maladies vénériennes et du système génital.

« C'est ainsi que la *blennorrhagie,* appelée aussi *chaude-pisse,* disparaît comme par enchantement sous l'influence bienfaisante d'une méthode qu'utilisent tous les hôpitaux de Paris qui s'occupent spécialement des maladies intimes et que j'ai rendu pratique à tous les malades.

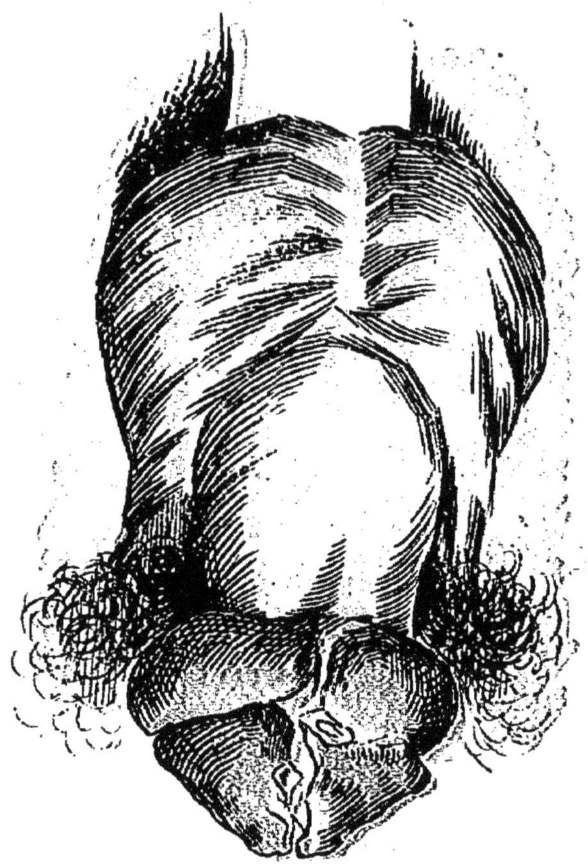

Notes sur la Figure 2

Le chancre mou, s'il n'est pas soigné, provoque parfois une forte inflammation du prepuce et, si sa durée se prolonge, il peut aller jusqu'à perforer le canal de l'urètre.

Il importe donc de le laver plusieurs fois par jour avec l'eau antiseptolée et d'appliquer dessus de la calomeline.

Recouvrir la verge d'une mince couche de coton hydrophile et la maintenir, pour éviter le frottement, dans une petite poche en caoutchouc appelée godet de propreté.

Ce godet s'attache à la ceinture d'un suspensoir, qu'il est utile de porter pour éviter la venue des bubons, appelés vulgairement poulains.

« J'appelle donc l'attention de mes lecteurs et de mes lectrices sur les pages suivantes qui sont l'expression d'une vérité dépouillée de tout artifice. »

« Les médecins sont, à l'heure présente, les témoins, j'allais dire les victimes, d'un phénomène qu'il était facile de prévoir. La foule des avariés se rue à l'assaut des heureux détenteurs du précieux remède.

« C'est, pour tous ces malades, sans exception ni distinction d'aucune sorte, le salut définitif, la mise hors d'atteinte du mal tant redouté, la cure certaine des infirmités les plus invétérées ; je dirai presque : la résurrection ! »

Académie de Médecine

Séance du 21 novembre

Deux nouveaux cas de mort par le 606

M. Gaucher signale deux nouveaux cas de mort par le 606. L'un est envoyé par un professeur de Suisse, l'autre par un chef de clinique d'Amiens. Ces deux cas ont ceci de commun qu'il s'agissait d'individus absolument sains, n'ayant pas d'accident spécifiques, mais désirant assurer leur guérison par les injections de 606. Les premières furent bien supportées, mais peu après apparurent les symptômes d'une méningite à laquelle les patients succombèrent.

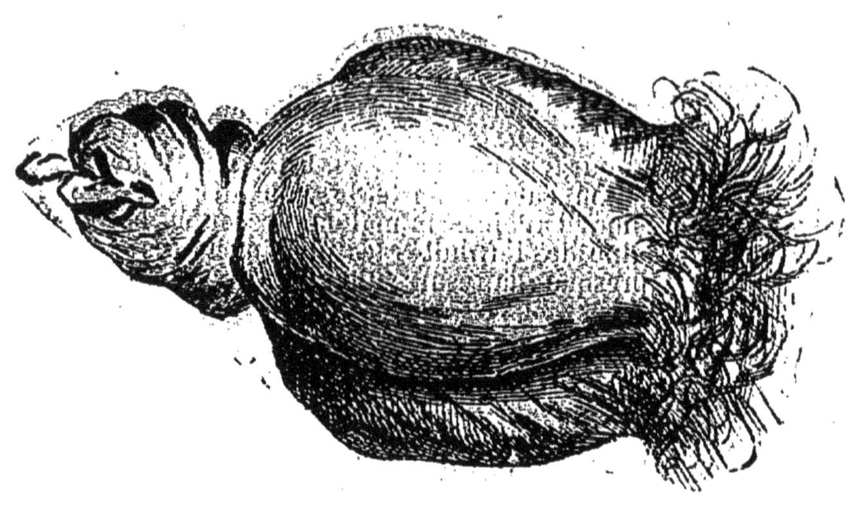

Notes sur la Figure 2 bis

La figure ci-dessus représente une violente inflammation
due à la présence sur le gland d'un chancre mou mal soigné.
Cet accident est toujours évité si le chancre ou les chancres
mous sont lavés plusieurs fois par jour à l'eau anti-septolée
et si la verge est ensuite entourée d'une couche de coton hydrophile et protégée dans un godet de propreté, pour éviter les
frottements du linge et des vêtements. Avant de mettre le coton on applique sur les chancres une mince couche de Calomeline.

C'est, en somme, en y joignant les deux cas observés dans les hôpitaux de Paris, quatre cas de morts rapportés par M. Gaucher, qui, dit-il, n'a pas d'idées préconçues contre ce médicament, et rend pleine justice au labeur du savant qui l'a préconisé. Mais l'enseignement dont M. Gaucher est chargé lui fait, ajoute-t-il, un devoir de signaler le péril causé par le 606, qui ne vaut pas le mercure comme résultats et qui est plus dangereux.

M. Gaucher communique alors deux observations recueillies par M. Broquin-Lacombe (Troyes). Dans le premier cas, il s'agit d'une femme de vingt-quatre ans, se livrant à la galanterie. Atteinte d'un chancre infectant, elle se rend à Paris, y subit une cure de 606, et, se croyant guérie, revient à Troyes, et s'y livre de nouveau à la prostitution clandestine. Les accidents apparaissent bientôt et M. Broquin constate, dans la clientèle de cette femme, deux cas de syphilis. Il n'a pu avoir de renseignements relatifs aux autres clients.

La deuxième observation concerne un homme marié ayant contracté la syphilis en dehors de son ménage. Il part alors à Paris, convaincu qu'on le guérirait par le 606. Le traitement terminé, les accidents avaient disparu, et l'on dit au malade qu'il est guéri. Résultat : il contamine sa femme.

La disparition si rapide — dit en terminant M. le professeur Gaucher — des accidents secondaires, sous l'action du 606, porte les malades à se croire guéris, et cette conviction a pour résultat

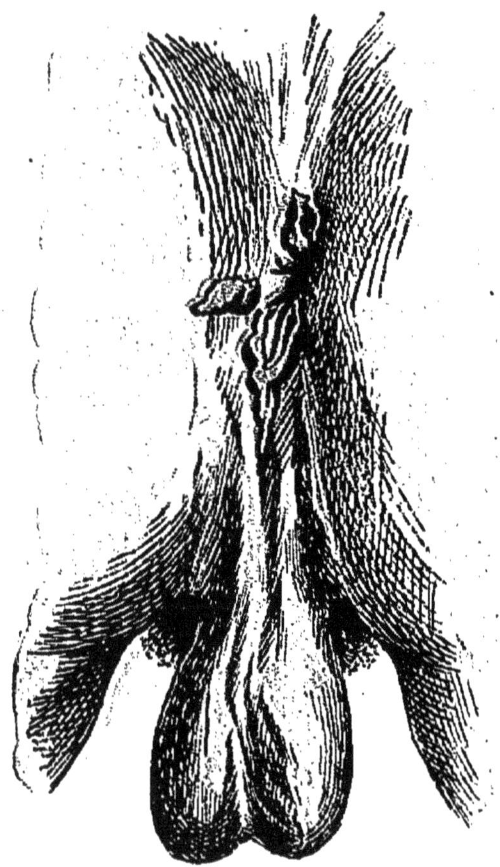

Notes sur la Figure 3

Les chancres peuvent naître également à l'anus, ainsi que le représente la figure ci-dessus.

Dans ce cas ils se traitent de la même façon que sur le gland ou autres parties des muqueuses.

des contaminations nombreuses, dont le chiffre est inconnu. Il y a là un danger social, peut être encore plus grave que les cas de mort.

Ces cas de mort et de non guérison, rapportés par le Professeur Gaucher, continuent la liste déjà longue des insuccès du 606 et des dangers auxquels il expose.

Les dragées d'Hermès, au contraire, assurent une guérison TOUJOURS CERTAINE, avec l'assurance la plus absolue d'une absence totale du plus petit danger.

Il est nécessaire d'insister très fortement sur ce point, pour la tranquillité du malade.

Nous affirmons donc, et tous les médecins du monde entier affirment, que les dragées d'Hermès GUÉRISSENT TOUJOURS et ne NUISENT JAMAIS.

Voilà une vérité, confirmée par l'expérience, que nul ne saurait démentir, et nos lecteurs malades doivent prendre les dragées d'Hermès parce que seules elles sont inoffensives tout en étant absolument infaillibles.

Préparées dans les laboratoires de recherches scientifiques de la Pharmacie Moderne, 6, rue d'Aumale, à Paris, les dragées d'Hermès sont infaillibles dans la guérison certaine de la syphilis.

Les prix et conditions d'envoi sont indiqués dans le Catalogue que la Pharmacie adresse gratuitement sur demande.

Nous n'ajouterions rien à ces déclarations si nous n'avions à affirmer personnellement que les malades trouveront dans la préparation *Hermès* la guérison qu'ils désirent avec tant d'ardeur et que par nos soins leur offre désormais la science bienfaisante et généreuse.

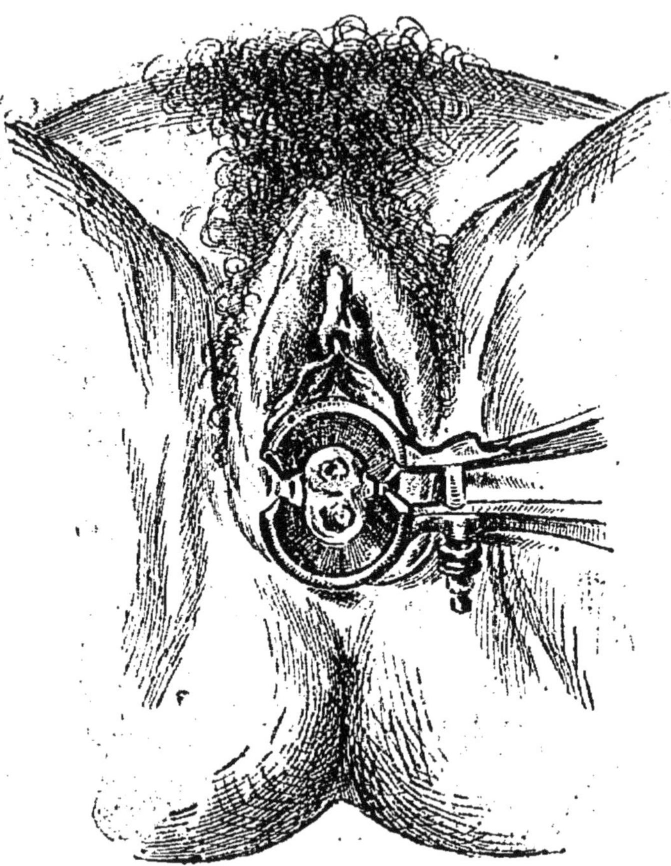

Notes sur la Figure 4

Les chancres apparaissent tantôt sur les muqueuses externes de lafemme, tantôt sur les parties profondes du vagin et de la matrice.

La figure ci-dessus représente deux chancres qui se sont développés sur le museau de tanche de la matrice et que l'on ne peut découvrir qu'en se servant du spéculum. Pour les guérir, il est possible aux personnes de l'entourage de la malade de faire le traitement en se servant du spéculum.

Les chancres doivent être abondamment lavés à l'eau antiseptolée, 2 comprimés dans 2 litres d'eau, que l'on fait bouillir et que l'on injecte encore chaude. Ensuite on applique la calomeline et on ferme le fond du vagin avec un tampon d'ouate hydrophile.

Transmission de la Syphilis

La transmission de la syphilis, appelée aussi *vérole*, ne se limite pas aux organes sexuels ; elle se contracte également par le contact d'une partie quelconque de corps, et particulièrement de la muqueuse avec le virus infectant.

L'approche d'une personne contaminée est un danger qui menace à la fois tous les organes, sur lesquels d'une façon quelconque s'attache le poison virulent.

Comment, après cela, ne pas reconnaître la nécessité de poser des règles certaines pour l'éviter, et préserver ceux que le libertinage ou l'aiguillon d'une passion naissante entraîne, conduit et aveugle.

C'est au moment où se font sentir les premiers signes de la puberté, à cet âge de transformation, pendant lequel le jeune homme éprouve ces émotions profondes, ces ravissements des sens étonnés, ces désirs pénétrants mais timides, qu'il cherche dans les amours faciles où la pudeur instinctive, la crainte et l'hésita-

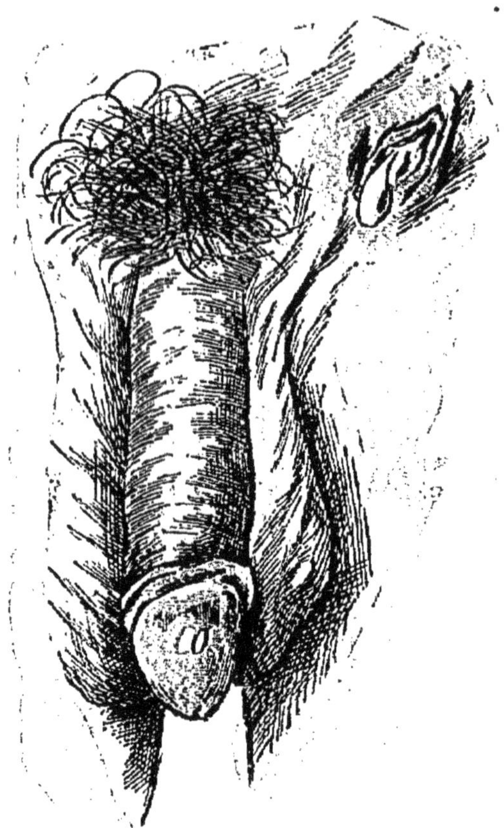

Notes sur la Figure 5

Le chancre induré, de la figure ci-dessus, est une petite érosion sans importance apparente, qui est dur à la base. C'est le signe du chancre syphilitique.

Dans l'espèce, le chancre a fait naître un bubon de l'aine, appelé vulgairement *poulain*, qui a été incisé.

Le chancre et le poulain se guérissent en observant les instructions contenues dans la présente brochure. L'eau anti-septolée, le godet de propreté et le repos sont de première nécessité. La guérison du chancre syphilitique, ainsi que celle du poulain, sont d'ordinaire très promptes. Seules de grosses fatigues et la malpropreté peuvent créer des complications qu'il faut à tout prix éviter.

tion n'ont plus leur raison d'être, la pâture à ses appétits charnels. Il y trouve aussi sa perte.

N'ayant, des dangers auxquels il s'expose, que de fausses notions plus préjudiciables que l'ignorance elle-même, il pense que le mal interne doit toujours apparaître en signes extérieurs très visibles.

Le portrait, que les préjugés populaires lui ont fait des vérolés les lui représente tout couverts de boutons ou de tumeurs suspectes. Pénétré de cette idée, il se croit indemne, en choisissant comme instrument de ses plaisirs une créature immaculée quant à l'épiderme.

Ces préjugés ont fait bien des victimes. Combien se sont aperçus trop tard, que, sous cette peau, sans taches, se dissimulait le terrible ennemi.

Certainement, la vérole, lorsqu'elle est négligée ou mal soignée, détermine ces levures, ces plaques de mauvais augure, que l'on désigne sous le nom d'accidents secondaires ou tertiaires. selon leur nature et l'époque de leur apparition, mais elle se manifeste dans l'organisme et peut se transmettre longtemps avant que ces signes extérieurs en aient révélé l'existence.

Afin de mettre mes lecteurs en garde contre ces croyances erronées, ces apparences trompeuses, et pour les initier aux véritables manifestations du mal, je vais leur indiquer très succinctement ses principaux symptômes et ses modes les plus fréquents de transmission.

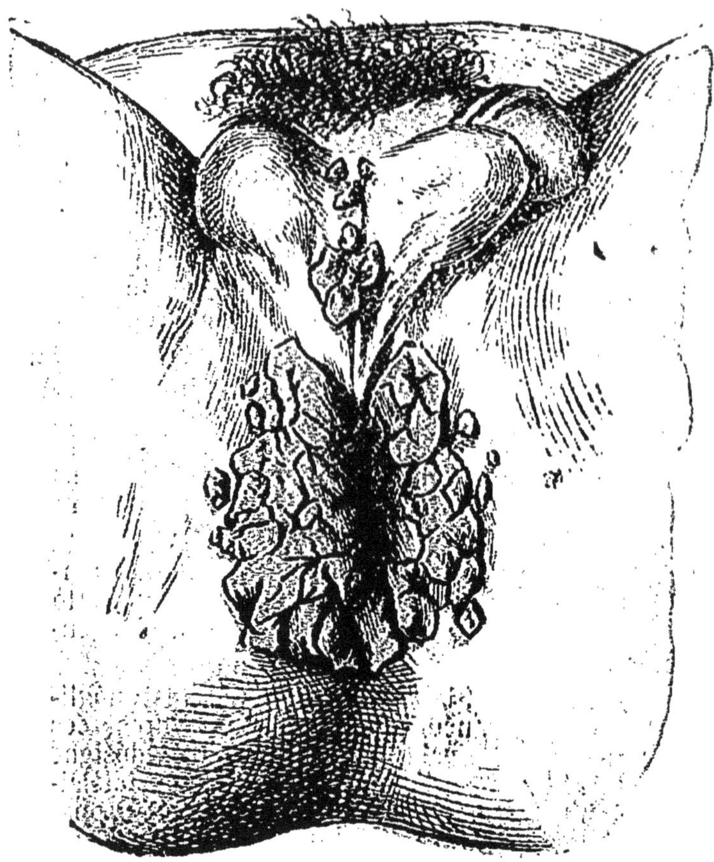

Notes sur la Figure 6

La figure n° 6 représente des papules qui sont survenus à l'anus et à la base des testicules.

Ces plaques sont une poussée syphilitique secondaire, d'un caractère particulièrement grave, qu'il importe de soigner vigoureusement. Pour cela, le traitement général de la syphilis doit, de toute nécessité, être observé rigoureusement, en tenant compte que les doses d'Hermès peuvent être un peu augmentées. Sous l'action de l'Hermès les accidents disparaissent, mais il reste néanmoins utile de les soigner localement, avec des lavages et des compresses à l'eau anti-septolée, avec un comprimé d'anti-septol par litre d'eau, que l'on fait bouillir.

Comment on attrape
la *Syphilis*

Jamais la syphilis ne se développe spontanément. Elle se transmet, soit médiatement, soit immédiatement, d'un individu qui en est atteint à un individu sain, au moyen d'un agent spécial, appelé *virus syphilitique*.

Ce virus est un modificateur morbide qui pénètre comme celui de la variole ou de la rage, à la fois tous les éléments de l'organisme. Il se dégage des ulcérations syphilitiques avec le pus qu'elles sécrètent. C'est de là qu'est née cette fausse croyance populaire, que les vérolés sont couverts d'ulcères, alors qu'au moment le plus dangereux c'est toujours le contraire qui a lieu (1).

____

(1) C'est le contraire, en ce sens que la première manifestation du mal se dissimule sous l'apparence anodine d'une simple déchirure ; c'est le chancre syphilitique d'où sort le virus infectant. C'est par le chancre que la contagion est la plus certaine, la plus inévitable ; or, ce chancre se développe à l'endroit contaminé lui-même, il peut arriver et il arrive très fréquemment qu'il se trouve caché dans le vagin, sur la matrice, là enfin où l'examen le plus minutieux ne peut le découvrir sans l'aide d'un spéculum.

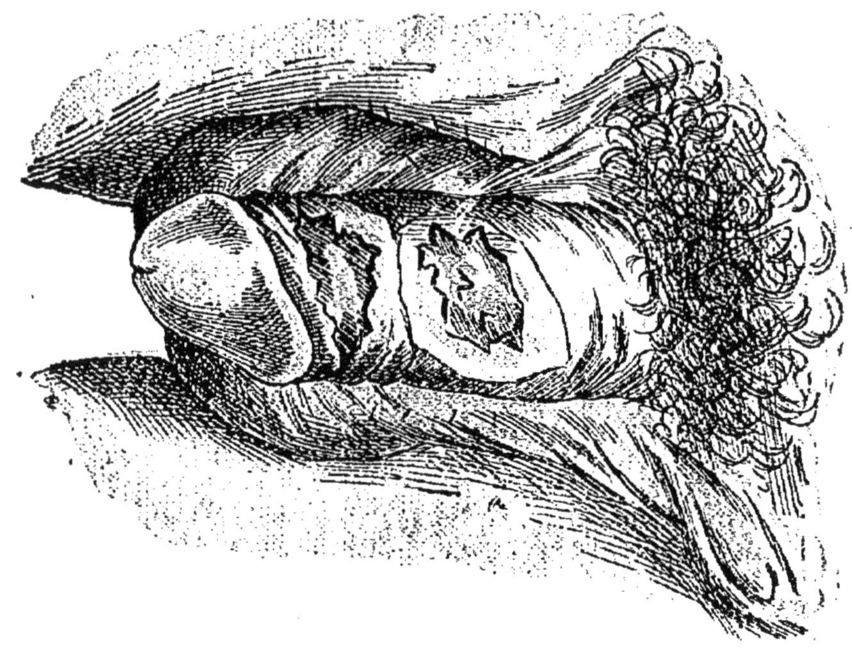

Notes sur la Figure 7

La figure 7 représente des ulcérations de la verge, consécutives à l'apparition du chancre. Ces ulcérations sont de nature syphilitique, mais leur provenance est plutôt le fait d'une irritation d'un accident secondaire, résultant d'un excès de fatigue, d'un frottement prolongé des vêtements, ou d'un mauvais état de propreté. Les ulcérations sont toujours, ou presque toujours, accompagnées d'une inflammation d'un ou de plusieurs ganglions de l'aine. La guérison de ces accidents nécessite le repos absolu au lit, les lavages plusieurs fois répétés d'eau bouillie anti-septolée et l'application de compresses humides, au début, puis de poudre stérilisée, lorsque les plaies sont en voie de guérison, sans inflammation.

D'ailleurs, l'ulcère n'est pas indispensable à la transmission du mal.

Le virus, qu'il soit déposé par la plaie ou par un objet quelconque qui en est porteur, le linge, les vêtements, les ustensiles de ménage, les instruments de travail ayant servi au vérolé, agit absolument de la même façon.

C'est pour cela qu'une personne contaminée, atteinte d'accidents purulents, est un danger permanent pour ceux qui l'entourent.

D'autre part, il existe parfois, sans que l'on sache pourquoi, des organismes momentanément rebelles à la contagion. L'inaction du virus suppose donc l'existence de certaines conditions dans lesquelles il est inoffensif.

Est ce dire qu'il lui manque quelques-unes de ses propriétés ? Malheureusement non ; c'est pourquoi des personnes absolument intactes, quoique porteuses du principe morbide, ont transmis la vérole à d'autres moins invulnérables ayant eu, avec elles, des rapports postérieurs, sexuels ou autres.

Chez les adultes, le seul mode de transmission est donc l'inoculation, qui s'opère chaque fois que le virus trouve les conditions générales et locales de son action.

Elle est héréditaire et se transmet également des parents à leurs enfants par la conception.

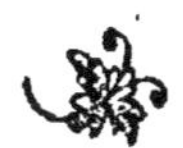

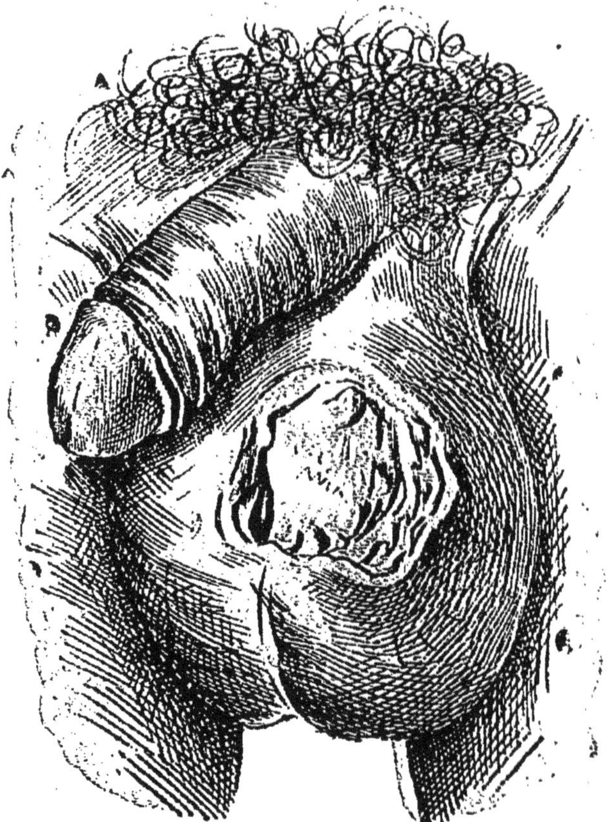

Notes sur la Figure 8

La figure 8 représente une ulcération tertiaire, provenant [de la fonte d'une gomme. En effet, quand la période secondaire de la syphilis n'est pas combattue par un traitement assez rigoureux, les accidents tertiaires apparaissent fatalement plusieurs années, voir même 15 et 20 ans, après l'apparition du premier chancre. Ces accidents tertiaires sont parfois épouvantables ; sans compter la carie des os, ils se manifestent par des gommes qui se forment aux articulations, dans les testicules et même dans le cerveau. Ces gommes s'ulcèrent et produisent des plaies horribles.

Le traitement consiste à user de doses fortes d'Hermès et d'Iodorganique, sans interruption pendant quelques mois, puis d'Iodorganique seul, dès que les accidents ont cessé de se manifester.

Manifestations extérieures de la Syphilis

La syphilis débute *toujours* par un chancre. Le chancre syphilitique ou chancre induré ne doit pas être confondu avec le chancre simple, appelé aussi chancre mou.

Celui-ci, d'apparences beaucoup plus inquiétantes, mais en réalité infiniment moins redoutable, puisqu'il n'atteint que la partie sur laquelle il se développe, est généralement multiple, douloureux et très purulent.

Le chancre induré, au contraire, se présente sous l'aspect d'une petite érosion généralement rougeâtre, si bénigne, si minime, qu'elle passe souvent inaperçue ou que les malades la confondent avec une égratignure tout à fait insignifiante.

Elle apparaît après un temps variant du vingtième au quarante-cinquième jour après l'inocu-

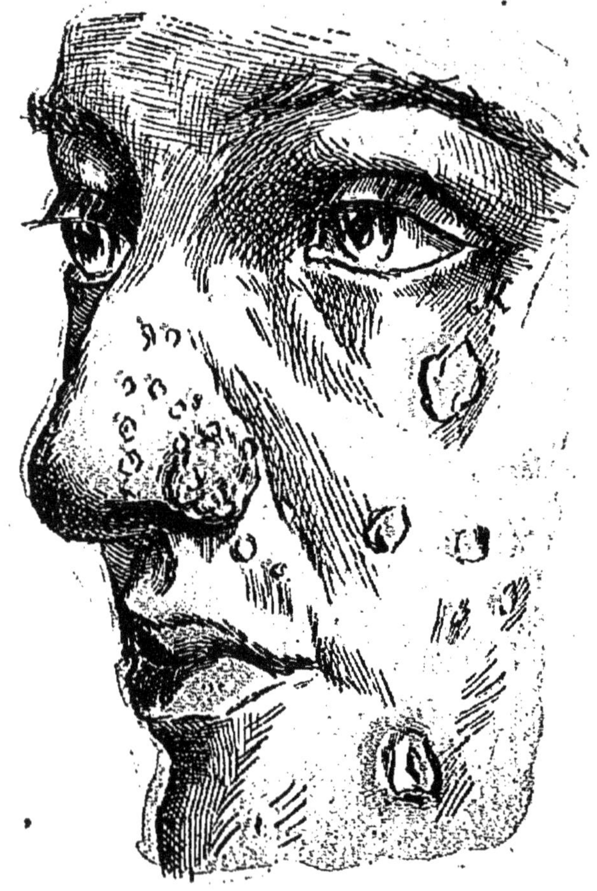

Notes sur la Figure 9

La figure 9 représente des tubercules, macules et cethyma de la face, qui apparaissent vers la fin de la période secondaire et le début de la période tertiaire.

Le traitement général, *Hermès* et *Iodorganique*, en vient vite à bout, mais est-il utile de se tenir le visage dans un état parfait d'asepsie, en se lavant plusieurs fois par jour avec l'eau anti-septolée. Pour dissimuler les plaies que produisent ces accidents de la face, il est loisible d'utiliser la *Crème Email* et la poudre *Coraline*.

lation, que l'on désigne sous le nom de *période d'incubation.*

Le chancre induré est presque toujours unique, d'une étendue variable, mais fréquemment égale à celle d'une pièce de 50 centimes.

Au bout de quelques jours, il s'indure, c'est-à-dire qu'il se durcit à sa base. C'est la caractéristique la plus distincte du chancre syphilitique, grâce à laquelle il n'est plus possible de se tromper sur sa nature. Le chancre est par excellence l'agent de la contagion. On comprendra combien il est dangereux de se fier parfois aux apparences et comment une personne souillée pent être de bonne foi en affirmant sa pureté.

Quelques semaines après l'apparition du chancre, se font sentir certains symptômes révélateurs de l'empoisonnement, tels que maux de tête occasionnés surtout par la chaleur du lit, malaise général, douleurs articulaires, etc., accompagnés de manifestations cutanées, cette fois apparentes, appelées syphilides.

Les syphilides sont des taches rouges, papuleuses, qui apparaissent au front et portent le nom de *couronne de vénus.* Sur les autres parties du corps elles ont l'apparence de cicatrices déprimées, légèrement plissées, de teinte livide ou cuivrée.

Plus tard se montrent des ulcères profonds, des plaies croûteuses, qui constituent les accidents tertiaires.

Tous ces accidents sont contagieux à l'état

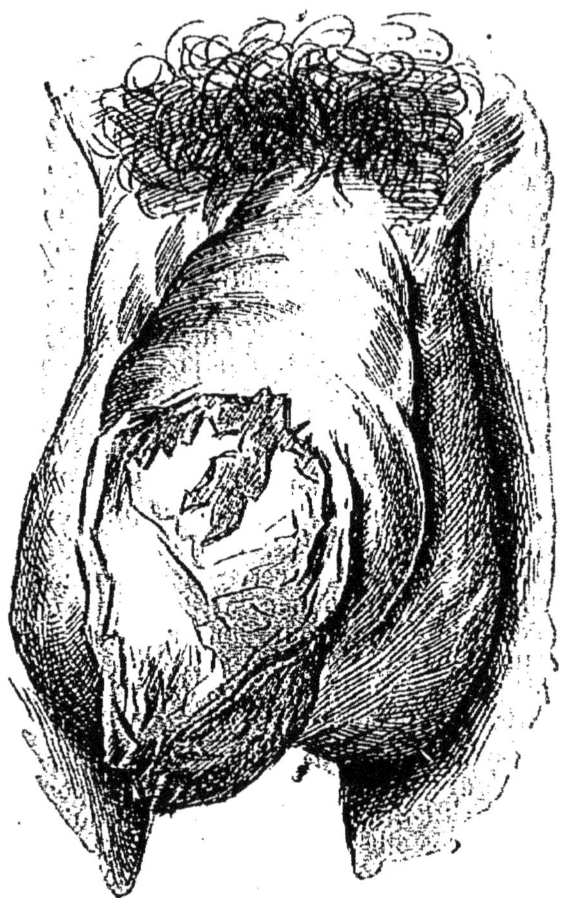

Notes sur la Figure 10

Lorsque les accidents secondaires ou tertiaires sont mal soignés ou tenus dans un état douteux de propreté, lorsque les vêtements ou la fatigue irritent les plaies, il arrive qu'elles se gangrènent et prennent cet aspect livide et de mauvais augure de la figure ci-dessus. Cette figure représente, en effet, un gland et un prépuce gangreneux et en partie détruits, qui exigent pour leur guérison un repos absolu au lit, des compresses anti-septolées constantes et des lavages répétés plusieurs fois par jour.

purulent, mais il ne faudrait pas cependant les confondre avec d'autres affections cutanées, de nature toute différente auxquelles ils ressemblent souvent. On s'exposerait ainsi à des erreurs, à des méprises de nature à faire naître des frayeurs inutiles ou des soupçons humiliants pour les personnes qui en seraient l'objet.

Les accidents apparents de la syphilis qui doivent paraître suspects sont : les plaques muqueuses qui ressemblent à des pétales de roses blanches collées sur les muqueuses et que l'on trouve sur les lèvres, dans la gorge et sur les organes sexuels.

Plus suspect encore doit être le bouton grisâtre dont la base est dure. Cette base ressemble à un petit pois encastré dans les chairs. En présence de ces manifestations il y a lieu de s'abstenir de tout contact.

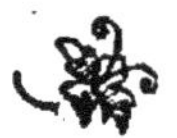

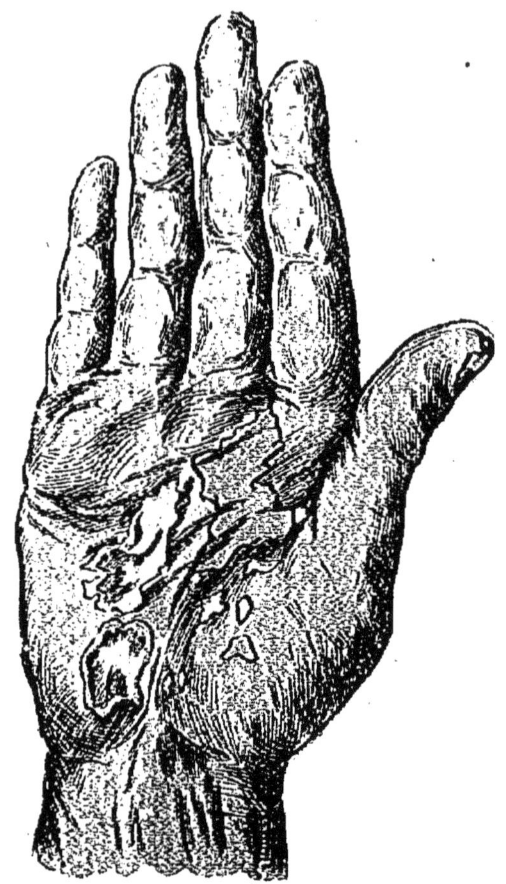

Notes sur la Figure 11

La figure ci-dessus représente des syphilides pustuleuses et crustacées de la région palmaire, qui surviennent après un traitement mal compris ou l'absence de traitement.

L'Hermès et l'Iodorganique, utilisés comme nous l'indiquons, préviennent toujours et guérissent infailliblement ces accidents, ainsi du reste que tous ceux qui sont susceptibles de se produire au cours de cette terrible maladie.

*Le remède souverain et reconnu tel par
toutes les sommités scientifiques*

GUÉRISON ASSURÉE
ET DÉFINITIVE

Traitement de la Syphilis

Ainsi que nous l'avons dit, la syphilis est
un mal affreux dont on ne guérissait jamais au-
trefois, mais dont on guérit toujours aujourd'hui.

Cette certitude est partagée par le monde
médical tout entier, et notre méthode est la seule
qu'observent les médecins que n'aveugle pas le
parti-pris. Il ne s'agit pas ici d'une simple dé-
claration qui, si elle était inexacte serait crimi-
nelle, mais bien positivement d'une vérité que
démontre la précision scientifique, que prouvent
les expériences sans cesse renouvelées et sans
cesse concluantes.

Le mérite de ce traitement ne réside pas dans

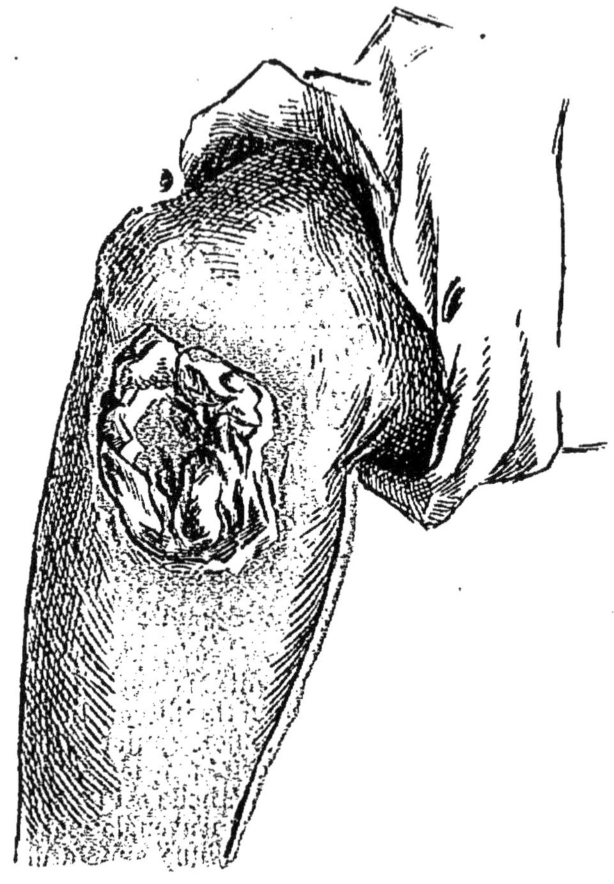

Notes sur la Figure 12

Le rupia syphilitique, que représente la figure ci-dessus, cède facilement au traitement avec l'*Hermès* et l'*Iodorganique*, qu'il est nécessaire d'utiliser pour s'assurer une guérison certaine, définitive, exempte de danger. En même temps que le malade se soigne avec l'*Hermès* et *Iodorganique*, il doit se laver plusieurs fois par jour avec l'eau anti-septolée. Faire dissoudre, comme dans les cas précédents, un comprimé d'anti-septol dans un litre d'eau bouillie, que l'on emploie tiède de préférence.

l'utilisation des agents de guérison déjà connus, mais dans leur mode d'administration. Si le mode d'administration d'un médicament est chose essentielle, c'est bien quand il s'agit de ces spécifiques souverains qui sont l'*lHermès* et l'*Iodorganique* qui réalisent l'idéal de la perfection, parce qu'ils atteignent le sommum de l'efficacité.

TRAITEMENT HYGIÉNIQUE. — Il a une importance capitale. — Le syphilitique présente des tendances morbides, sa maladie le rend plus apte à contracter toutes les affections. Il faut qu'il dirige son hygiène et son régime de façon à s'en préserver.

Avant la préparation de l'*Hermès* et de l'*Iodorganique*, le corps médical défendait rigoureusement aux malades et totalement, l'usage du tabac et de l'alcool. Si nous restons convaincus que les excès d'alcool et de tabac sont nuisibles, nous déclarons que, grâce à notre traitement, leur usage modéré n'est passible d'aucun inconvénient. Le rigorisme du passé disparaît, et l'usage modéré des plaisirs habituels reste, sans nuire, nous l'affirmons, à l'état persistant de guérison qui subsiste.

Toutefois, il est nécessaire que l'alimentation soit substantielle pour vaincre l'anorexie. Le surmenage doit être évité.

Enfin, les soins de propreté corporels doivent être poussés très loin ; bien des plaques muqueuses ont leur développement favorisé par la malpropreté.

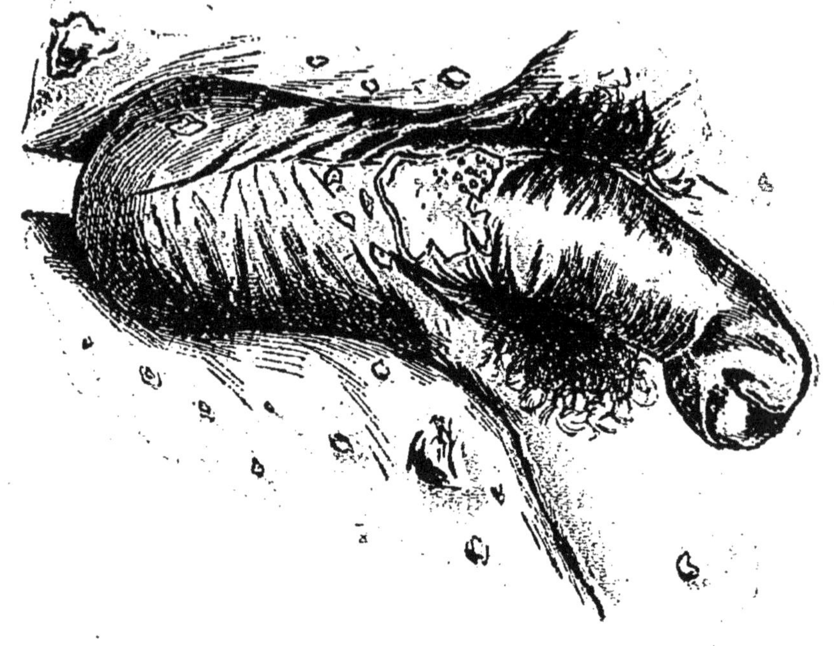

Notes sur la Figure 6 bis

La figure ci-dessus représente un phémosis accidentel, œdème erysipelateux de la verge, avec ulcération à la base et apparitions de syphilides (accidents secondaires) sur les testicules et les cuisses.

Ces accidents se soignent localement, avec l'eau anti septolée en compresses sur l'ulcération et des lavages fréquents entre la peau du prépuce et le gland.

Si le gland ne peut-être découvert, par suite de l'inflammation, on emploie une seringue pour faire pénétrer le liquide à l'intérieur et tout autour du gland. Le traitement général (Hermès et Iodorganique) doit être employé en même temps que le traitement local et, sous son action vigoureuse, la disparition des accidents n'est qu'une question de jours.

TRAITEMENT SPÉCIFIQUE

Le traitement spécifique de la syphilis est constitué par l'emploi de deux agents médicamenteux, l'*Hermès* et l'*Iodorganique*, il n'en est point d'autres.

Tous les savants sont d'accord sur leur efficacité. Citons, pour mémoire, l'autorité des professeurs célèbres de la Faculté de médecine tels que Fournier, Gaucher, Bulzer, Martineau, Diday, etc. ; leur valeur curative ne fait de doute pour personne.

HERMÈS

Il est donc parfaitement entendu que le remède *Hermès* est le seul offrant toutes les garanties scientifiquement établies par l'étude et l'expérience d'une efficacité constante et garantissant une guérison radicale, certaine et réellement incontestable. Préparé par les soins des laboratoires des recherches scientifiques l'*Hermès* est bien le plus sérieux et le meilleur remède qui existe.

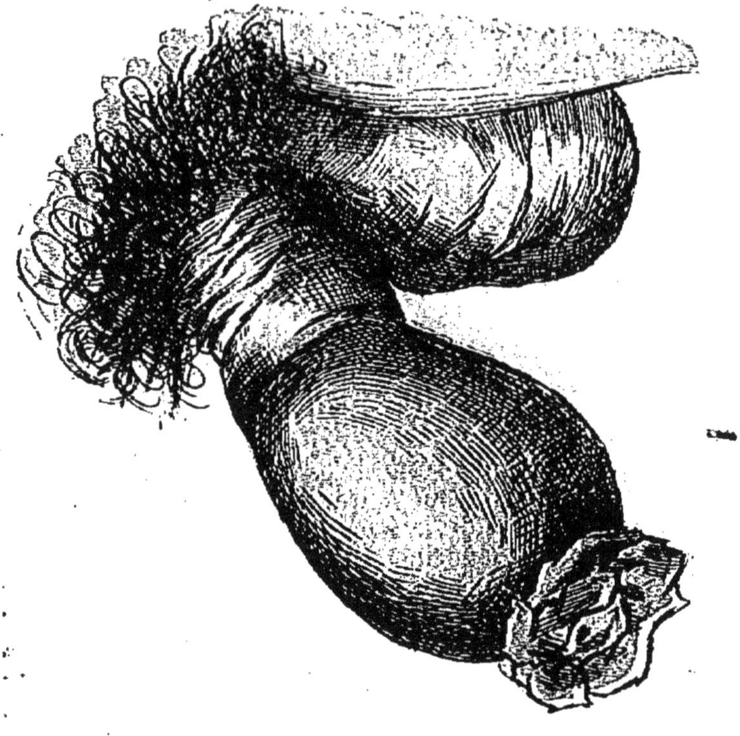

Notes sur la Figure 15

La figure ci-dessus représente une tuméfaction de la verge, occasionnée par des végétations dénommées vulgairement *crêtes de coq*. Pour éviter cet accident, il faut faire disparaître, dès leur apparition, ces végétations en employant la *Poudre résolutive Baer*, et en se lavant, deux ou trois fois par jour, avec de l'eau anti-septolée. Il faut renouveler l'application de la poudre après chaque lavage.

L'Hermès est présenté sous forme dragéifiée pour en faciliter l'absorption aux malades.

Les *Dragées d'Hermès*, ne causent jamais, quelle que soit la durée de leur usage, aucun trouble intestinal. De plus, elles se dissolvent presque immédiatement dans l'estomac, grâce à leur excipient extrêmement soluble, comme le sucre dont elles sont enrobées.

L'IODORGANIQUE

Si les *Dragées d'Hermès* sont le traitement essentiel de la période secondaire, l'*Iodorganique* est celui de la période tertiaire, l'action de l'un complète l'action de l'autre et leur emploi réglé comme nous l'expliquons au chapitre suivant est indispensable.

Pour connaître les prix et conditions d'envoi de l'un et l'autre de ces produits, il suffit de consulter le Catalogue de la Pharmacie Moderne, 6, rue d'Aumale, à Paris, qui est envoyé franco sur demande.

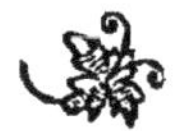

Direction Générale

DU TRAITEMENT

Dès l'apparition du premier accident syphilitique (chancre ou roséole), commencer le traitement avec les *Dragées d'Hermès*.

Les *Dragées d'Hermès* doivent être employées par cures successives avec périodes de repos.

On doit suivre les règles suivantes :

Première année. — 6 cures de *Dragées d'Hermès* de un mois, séparées chacune par un mois de repos. On prendra à chaque repas, en mangeant, deux *Dragées d'Hermès*.

Deuxième année. — 4 cures de *Dragées d'Hermès* d'un mois, séparées chacune par deux mois de repos. Également 2 dragées par jour en mangeant.

Troisième année. — 2 à 3 cures de *Dragées d'Hermès* d'un mois et 3 à 4 cures d'*Iodorga-*

nique d'un mois. 2 *Dragées a'Hermès* par jour, en mangeant, et 2 cuillerées à soupe d'*Iodorganique* par jour en mangeant également.

Quatrième année. — 3 cures d'*Iodorganique*, 2 de *Dragées d'Hermès*.

Cinquième année. — 2 cures d'*Iodorganique*.

Enfin, on se trouvera bien de faire tous les ans une cure d'*Iodorganique* au printemps.

Suprême recommandation

Malades, rapportez-vous-en exactement à ces prescriptions essentielles, simples, d'un usage facile, mais d'une efficacité réelle, et nous vous affirmons, de la façon la plus absolue, que la guérison parfaite de votre maladie sera certaine.

Demandez le Catalogue de la Pharmacie Moderne, 6, rue d'Aumale, à Paris, pour connaître les prix et conditions d'envoi.

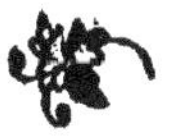

(Guérison !)

Des Accidents ou Signes Extérieurs de la Syphilis

Il ne nous reste plus qu'à donner quelques indications pour le traitement des accidents syphilitiques les plus communs, mais il ne faut pas confondre le traitement des accidents avec le traitement de la maladie. En guérissant la maladie avec notre traitement, on guérit évidemment les accidents, c'est-à-dire les manifestations extérieures du mal, mais il est toujours utile de hâter la disparition des accidents, et on y arrive de la façon suivante :

Traitements locaux

Chancre.

Le chancre induré qui est la première manifestation de la syphilis guérit d'ordinaire très facilement et souvent sans autre besoin que des lavages fréquents. Toutefois, le négliger est une imprudence, car s'il s'irrite sous l'action du froissement du linge ou pour tout autre cause, il devient difficile à guérir. Le mieux, par conséquent, dès que l'on constate son apparition, est d'appliquer sur le chancre un pansement antiseptique aussi simple que possible, de préférence une lamelle de ouate hydrophile imbibée d'eau Anti-septolée. Eviter les cautérisations et commencer tout de suite le traitement spécifique de la maladie elle-même.

Syphilides cutanées.

Contre la roséole, il n'y a guère de traitement local ; on peut cependant faire quelques frictions à l'Onguent Plaix ; mais le mieux, en réalité, est d'attendre que le traitement spécifique, avec les *Dragées d'Hermès*, fasse disparaître la roséole. Quelques jours, en général, suffisent pour cela.

Les syphilides érosives ou ulcérations croûteuses, seront lavées à l'eau anti septolée et pansées à la *Poudre de Calomel*. Pansement, dans ce cas, signifie application de *Poudre de Calomel* sur l'érosion.

Syphilides muqueuses.

On appelle plaques muqueuses, de petites cicatrices qui se recouvrent d'une couche blanche semblable à une pétale blanche de rose et que l'on rencontre quelques semaines après l'apparition du chancre sur les muqueuses de la bouche, de la gorge ou des organes sexuels.

Les plaques muqueuses de la bouche sont souvent rebelles. S'abstenir, pendant quelques jours, de tabac et de boissons alcoolisées. Il faut surtout tenir la bouche en parfait état de propreté par le savonnage des dents ou des lavages antiseptiques. Le traitement des plaques consiste à les badigeonner avec de la Teinture d'Iode ou à les toucher avec un crayon au nitrate d'argent.

Les plaques anales ou vulvaires guérissent rapidement avec les soins d'anti-ep-ie les plus simples. Les lavages à l'Eau Anti-septolée sont tout indiqués.

Alopécie.

Le meilleur traitement de cette affection, plus gênante que grave, consistera en frictions répétées avec le Capillogène.

Voir prix et conditions d'envoi dans le Catalogue de la *Pharmacie Moderne*, 6, Rue d'Aumale, Paris.

Accidents Tertiaires

Ils sont extrêmement nombreux et souvent graves. Les principaux sont : les Périostites, les Néphorites, l'Ictère, le Sarcocèle, des accidents cérébro-médullaires, tabes, épilepsie, paralysie générale. Faisons seulement remarquer que ces accidents *ne surviennent que chez les malades mal soignés.*

La production des accidents tertiaires étant un danger immédiat, il y a lieu de suivre le traitement général, en utilisant les injections hypodermiques ; *s'il est facile de se soigner et de se guérir d'une façon certaine, radicale et constante* en se soignant seul, à l'époque des accidents primaires et secondaires, il est préférable de nous écrire, quand les accidents tertiaires se produisent, mais **ils ne se produisent jamais** quand les malades ont préalablement utilisé notre traitement.

Syphilis des Enfants

La Syphilis est héréditaire. Il en résulte que le mariage n'est permis au syphilitique qu'après trois ans au moins d'un traitement régulier.

Toute femme syphilitique, enceinte, doit être soumise au traitement Hermès pendant la durée de sa grossesse. Si la femme ignore son état syphilitique, il sera facile de lui dissimuler la nature du traitement en qualifiant les *Dragées d'Hermès*, de *Dragées Toniques*.

L'enfant issu de syphilitiques doit être soumis au traitement mercuriel, sans attendre les signes de l'infection, et même en leur absence. On fera une friction par jour sur le thorax avec 1 gramme d'*Onguent Napolitain Plaix*. On pourra donner, en même temps, l'*Iode organique* à la dose de cent gouttes par 24 heures.

L'allaitement doit être maternel ou donné par une nourrice déjà syphilique et ayant donné son autorisation par écrit. Les parents seraient criminels de donner leur nourrisson à une femme saine, dont la contamination serait certaine, et ils s'exposeraient de sa part à des poursuites ju liciaires.

Recommandons, en retour, aux parents non syphilitiques, la plus grande sévérité dans le choix des nourrices ; une nourrice syphilitique contamine sûrement son nourrisson.

Les personnes mariées qui contractent la syphilis doivent à tout prix, éviter d'avoir des enfants avant l'expiration des 3 années que doit durer un traitement complet.

Nous consacrons, à la fin de ce volume, un chapitre sur les seuls moyens réellement pratiques et sérieux d'éviter la conception sans nuire aux plaisirs des devoirs conjugaux.

AVIS

De même que j'affirme qu'il n'existe pas d'autre traitement réellement sérieux de la syphilis que celui que je viens d'exposer. de même j'affirme et je garantis que ma méthode de guérison de la blennorrhagie est l'unique sur laquelle les malades puissent compter pour obtenir une guérison très rapide et absolument définitive.

Blennorrhagie

appelée aussi Gonorrhée, Uréthrite, Chaudepisse, Coulante, Échauffement, Blennorrhée, Goutte Militaire.

La blennorrhagie est une affection vénérienne virulente et contagieuse ayant son individualité propre et ne pouvant se reproduire que par un agent infectieux toujours identique à lui-même. La virulence du pus blennorrhagique est la conséquence absolue de la présence d'un microorganisme, le *Gonococcus*.

Ainsi donc, le préjugé qui veut : « Qu'une femme peut donner un écoulement qu'elle n'a pas reçu ; qu'une femme donne, par conséquent, plus qu'elle ne reçoit », doit être abandonné et faire place à cette vérité : « La femme ne peut donner que ce qu'elle a ».

Mais s'ensuit-il que pour communiquer la chaudepisse, voire même la vérole, une femme doive nécessairement être contaminée. Il n'en est pas toujours ainsi. On a vu, en effet, des femmes avoir transmis une maladie vénérienne et qui, examinées minutieusement, ont été trouvées intactes et parfaitement saines.

Cela provient de ce qu'au moment du coït, ces femmes portaient en elles le germe infectieux, mais une femme peut porter des germes morbides sans être coupable de contact sexuel préalable, attendu que ces germes peuvent être apportés par le linge ou les doigts qui ont, par accident, touché un objet souillé. Le virus déposé sur des muqueuses saines et sans solution de continuité, recueilli par le contact suivant, peut alors déterminer et détermine souvent la contagion infectieuse, mais aucune excitation, aucune irritation ne peut faire naître la blennorrhagie, si ce n'est le virus spécial à cette maladie.

En se développant sur les muqueuses, soit chez l'homme dans le canal de l'urèthre, soit chez la femme dans le canal vaginal ou uréthral, les gonocoques font naître de multiples boutons blancs qui ne tardent pas à devenir de véritables plaies purulentes.

Chez la femme, la blennorrhagie porte le nom de vaginite ou, plus exactement, n'est souvent qu'une simple vaginite. La vaginite blennorrhagique (voir le mot : *Vaginite* pour le traitement de la Blennorrhagie chez la femme), n'affectant presque jamais les voies urinaires, n'est le siège d'aucune douleur, aussi est-elle souvent confondue avec une simple irritation mise sur le compte de la fatigue ou de toute cause indéterminée, et c'est pour cela que toutes les femmes qui communiquent la blennorrhagie sont toujours de la plus entière bonne foi, quand elles protestent énergiquement et avec indignation, de leur innocence immaculée, attendu en effet, que leur état maladif n'a é é que passager et que, s'il a persisté, il ne s'est annoncé par aucun signe extérieur, par aucun symptôme révélateur.

.Se croire par conséquent indemne de tout danger, sous le prétexte qu'une femme n'éprouve aucune sensation douloureuse, c est donc faire fausse route.

Cette erreur provient de l'ignorance dans laquelle sont un grand nombre de personnes, de la conformation des organes génitaux urinaires de la femme, et de la croyance généralement répandue que la vessie débouche au fond du vagin, que l'urine devrait, par conséquent, laver et endolorir en cas de blennorrhagie, comme chez l'homme, en passant dans le canal de l'urèthre elle le lave et l'endolorit.

Mais il n'en est rien, le canal de l'urèthre et le canal vaginal sont, chez la femme, deux organes absolument distincts et séparés, ne communiquant pas entre eux, de telle sorte que les affections de l'une ne sont pas forcément les affections de l'autre.

Je le répète, une femme peut porter des gonoccoques pendant 15 et 20 jours, sans éprouver la moindre sensation désagréable, sans que l'apparence intérieure et extérieure des organes soit modifiée, sans que le médecin qui pourrait être appelé à la visiter puisse s'en apercevoir, malgré ses plus minutieuses investigations et pendant ces 15 et 20 jours, elle peut, suivant son état social et ses mœurs, communiquer de nombreuses blennorrhagies.

Cette remarque n'est pas pour établir l'inutilité des visites médicales dans les milieux où elles sont opérées ; loin de là ; je loue, au contraire, l'administration de les avoir imposées, mais je n'en maintiens pas moins qu'elles sont d'une insécurité absolue pendant les p remiers jours de l'infection contagieuse. Et, en effet, d'une part, les microbes récemment déposés se dissimulent aux examens des regards les plus experts en la matière et, d'autre part, ils peuvent y être apportés quelques instants seulement après la visite, si bien que pendant quelques jours les chemins de cythère peuvent être souillés à l'insu de tout le monde. La bonne foi est entière de part et d'autre, mais cela n'empêche pas l'accident de se produire.

Comment agit l'élément contagieux chez l'Homme

On conçoit assez difficilement comment l'élément contagieux peut agir sur la muqueuse uréthrale de l'homme, le méat n'étant, en somme, qu'une fente étroite dont les lèvres ferment presque hermétiquement l'entrée de l'urèthre. Or voici ce qui se passe : le méat est, pendant l'acte de la copulation, entr'ouvert grâce à la propulsion de la verge dans le vagin, l'écartement des lèvres de l'orifice détermine la formation d'une cavité où le vide attire une partie du liquide contagieux que le vagin renferme. Cette espèce d'aspiration est d'autant plus efficace qu'immédiatement après le pénis est retiré et que le méat se referme. On voit, du reste, tous les jours, des individus ayant l'un après l'autre des rapports avec la même femme, et la contagion épargner ceux chez lesquels une extrême sensibilité provoque l'éjaculation aussitôt l'intromission faite, et que celui qui interrompt le coït avant l'éjaculation est infecté. De même, que celui qui, avec la même femme, accomplit l'acte régulièrement mais vite, reste indemne.

Ceux qui urinent aussitôt après le coït sont plus rarement infectés que ceux qui négligent cette précaution. Le sperme et l'urine semblent réaliser en pareil cas un véritable lavage du canal, qu'il est cependant préférable de rendre complètement invulnérable en employant l'*antidote vénérien*, dont il est parlé plus loin.

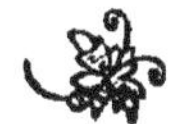

Comment agit l'élément contagieux chez la Femme

De même que l'homme, la femme contracte une blennorrhagie par le contact de ses muqueuses vaginales avec la matière sanieuse portant des gonocoques. Un homme atteint de cette maladie la communique à la femme, mais en dehors des rapports sexuels elle peut être contaminée plus facilement que l'homme par des attouchements, involontaires ou non, de ses doigts ou d'un objet quelconque : linge, instrument, etc., porteurs des microbes infectieux, avec ses muqueuses sexuelles.

Le canal vaginal est presque toujours le seul atteint. Les microbes déposés dans le vagin se développent, enflamment les muqueuses, déterminent des pertes vaginales et se propageant de proche en proche atteignent la matrice, et déterminent des métrites extrêmement dangereuses, sans compter diverses autres complications également redoutables. Il peut arriver alors que durant cette étendue de la maladie, le canal de l'urèthre se trouve également infecté. Dans ce cas, la blennorrhagie se comporte alors chez la femme exactement comme chez l'homme, et les instructions que nous donnons dans ce chapitre ainsi que les médicaments que nous recommandons avec la manière de les employer lui conviennent de la même façon. Qu'il s'agisse donc de l'homme ou qu'il s'agisse de la femme, dont le canal de l'urèthre est envahi par les microbes, le traitement reste le même.

La seule différence réside dans ce fait que chez la femme, le canal de l'urèthre est presque toujours atteint le dernier, et qu'au moment où il l'est, le vagin et ses autres annexes sont depuis quelque temps déjà contaminées.

Dans ces conditions, il est indispensable avant et pendant que la femme se soigne, comme il est expliqué dans ce chapitre, qu'elle soigne en même temps rigoureusement le canal vaginal et l'entrée de la matrice. Les instructions se rapportant à cette question sont données au chapitre *Vaginite*. Il y a donc lieu de s'y reporter et de les observer exactement.

Donc, en résumé, en ce qui concerne la femme, pour soigner une blennorrhagie, il faut qu'elle prenne seulement des injections vaginales si elle ne souffre pas en urinant et, dans ce cas, s'en rapporter à l'article vaginite, ou à la fois des injections vaginales et urèthrales si elle souffre en urinant et, en ce qui concerne ces dernières, elle procédera de la même manière que l'homme, en s'en rapportant à l'article suivant, sur le traitement de la blennorrhagie.

I. — Etude de la Blennorrhagie chez l'homme

La blennorrhagie subit ordinairement une sorte d'incubation de faible durée : 24 à 48 heures, rarement plus, Après un coït impur, l'homme éprouve vers le méat un chatouillement léger qui l'oblige à uriner souvent. Peu à peu la muqueuse du méat se tuméfie et devient le siège d'une sécrétion peu abondante, claire, transparente et visqueuse. Comme l'écoulement est peu abondant, il se dessèche à l'orifice uréthral, dont il agglutine les bords et rend la mixtion impossible, tant que le jet d'urine n'a pas balayé l'obstacle. Puis, à la sensation succède une douleur brûlante, la muqueuse du méat se boursoufle et paraît retroussée en dehors, de telle sorte que l'orifice de l'urèthre prend l'apparence d'une bouche de poisson, La sécrétion devient plus abondante, plus épaisse et prend une couleur verte ou jaune verdâtre.

En même temps que la suppuration augmente dans les parties antérieures de l'urèthre, la mixtion devient plus difficile, l'urine s'écoule douloureusement par gouttes ou en jet mince. faible, intermittent, parce que le canal est temporairement rétréci par le gonflement inflammatoire.

La blennorrhagie uréthrale aiguë peut se propager dans le tissu érectile et le corps spongieux et donne lieu à la formation de petites tumeurs de la grosseur d'une lentille qui, par leur texture, en quelque sorte endurcie, empêche une partie des tissus de suivre le développement du reste du corps dans l'érection. C'est ce qui constitue la chaudepisse cordée.

Annoncer d'avance la durée et la marche de la blennorrhagie est toujours une question difficile. L'expérience a seulement appris que l'écoulement virulent cède très rapidement à notre traitement administré d'après nos instructions et qu'il n'en existe pas de plus rapide. Nous affirmons au contraire que si son efficacité est reconnue souveraine, sa rapidité de guérison dépasse celle de tous les autres traitements usités quand il leur arrive de guérir.

L'alimentation et l'hygiène sont d'une importance capitale dans le traitement de la blennorrhagie aiguë et chronique. Il faut, avant tout, s'abstenir de bière, cidre, champagne, de boissons gazeuses, ne pas user d'asperges, de céleri et, en général, de tous aliments et boissons diurétiques et aphrodisiaques. Éviter tout mouvement violent, l'équitation, la bicyclette, la gymnastique, l'escrime, la marche trop longue. Porter un *suspensoir* à sous-cuisses.

Les boissons les plus convenables sont : l'eau fraîche très légèrement additionnée de vin, la limonade non gazeuse et en quantité seulement suffisante pour apaiser la soif. S'alimenter légèrement et de préférence avec des légumes. Le lait, le café au lait, le thé léger, le chocolat, les potages, les farineux et les fruits sont indiqués. L'usage de la viande doit être modéré. Éviter de se coucher aussitôt après les repas et de se placer dans le décubitus dorsal, afin d'empêcher les érections et les pollutions. Se servir de l'anneau dit *muselière de chasteté* contre les érections nocturnes, d'ailleurs toujours douloureuses, et les pollutions qui retardent la guérison.

Le Seul moyen de guérir la Blennorrhagie

sans rechute, ni complication

Traitement

La Blennorrhagie est peut-être la maladie la plus répandue ; elle se contracte, en effet, avec la plus grande facilité par le contact avec la femme, même en apparence la plus saine, aussi les victimes sont-elles très nombreuses.

Mais si la blennorrhagie est une maladie très fréquente, on peut dire aussi que c'est une des plus mal soignées en général.

Est-ce à dire, pour cela, qu'elle soit difficilement guérissable? Non. Car, au contraire, on peut s'en débarrasser facilement, mais à la condition expresse de suivre d'une manière absolue un traitement sérieux et un régime plein de sagesse.

C'est ce traitement et ce régime que nous nous

proposons d'indiquer à nos lecteurs, en les mettant d'abord en garde contre ce qu'ils devront éviter, et ensuite en leur donnant la méthode sûre et infaillible qui leur permettra de lutter avec succès contre la maladie.

La plupart des jeunes gens que Vénus a blessés ont une certaine appréhension à faire connaître leur mal a un docteur, à cause du caractère intime de la maladie ; ce sentiment est très compréhensible en soi, mais il nuit considérablement à la guérison, parce que les trois quarts du temps le malade se trouve livré aux mains du premier venu qui lui vendra très cher une drogue quelconque. Le plus souvent cette drogue détermine chez le malheureux patient des complications de tous ordres. Mais le malade a évité la *consultation*, et c'est cela précisément qui lui coûte ; il veut bien se soigner, mais il hésite à faire l'aveu de son mal. Or, il faut que la chaude-pisse soit soignée tout de suite si l'on veut éviter les complications.

Grâce à nos prescriptions, ceux qui sont atteints de blennorrhagie n'auront pas la crainte d'affronter la consultation, puisqu'elle se présentera à eux toute seule, et qu'il n'auront qu'à lire ce livre pour se trouver entièrement armés contre la maladie.

Nous leur indiquons en effet, ici, tout ce qu'ils doivent faire pour se soigner, depuis le commencement jusqu'à la fin ; aussi bien au point de vue du traitement qu'au point de vue du régime à suivre.

Ils n'auront qu'à observer point par point

toutes nos recommandations, en utilisant les remèdes que nous leur indiquons, pour obtenir une guérison rapide et certaine, et cela sans l'intervention de personne.

C'est ce qui a fait l'énorme succès de notre méthode, méthode unique, simple et énergique à la fois, qui a sauvé des milliers de gens, et qui en sauvera bien d'autres encore des cruelles complications résultant toujours d'une blennorrhagie mal soignée.

Le traitement peut se diviser en deux parties : Traitement direct ou local, Traitement indirect ou général.

Traitement direct ou local de la Blennorrhagie

Après un contact suspect et pour prévenir tout accident possible, pratiquer une projection de caloméline (voir au chapitre sécurité).

Si vous avez négligé cette précaution préventive, il faut, dès que vous ressentez les premières atteintes d'une inflammation de nature blennorrhagique, que vous ayez soin de tenir les organes dans le plus parfait état de propreté et que vous évitiez de les laisser en contact avec les produits de ces écoulements.

Portez un *suspensoir* bien fait auquel sera

adapté un *godet de propreté* dans lequel l'organe sera introduit, entouré à son extrémité d'ouate imbibée d'*Anti-septol*. Cetampon d'ouate doit être changé 2 fois par jour.

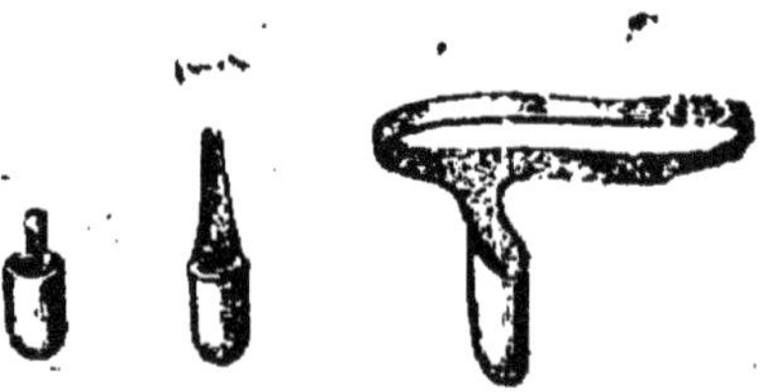

Un bouton, sur la ceinture du suspensoir, sert à maintenir le godet.

Tous les soirs prenez des lavements émolients pour tenir le ventre libre.

Au bout de quelques jours d'écoulement, quand le canal est devenu moins sensible et que le passage de l'urine cause peu ou point de douleur, on procède aux lavages du canal avec la *Solution Gonococcide* en injection. Ils s'effectuent deux fois par jour (matin et soir).— Servez-vous, pour ces injections, de la *Seringue Richard*.

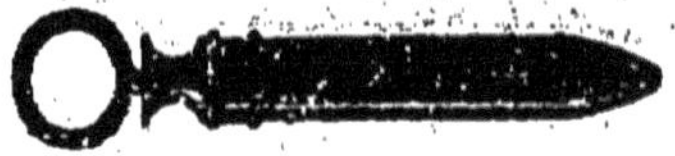

La *Seringue Richard* ne fatigue ni n'endolorit jamais le méat urinaire.

Traitement indirect ou général

Quand vous êtes atteint de blennorrhagie, il faut (en outre du traitement local) suivre le traitement général ci-après :

Prendre des tisanes de graines de lin, de racines de guimauve, petit lait clarifié, orge.

De plus, vous prendrez chaque jour quelques *Capsules balsamiques Ocler*.

Ces produits sont préparés généralement sous forme de globules, pour en faciliter l'absorption et se trouvent dans toutes les pharmacies. Nous conseillons ceux de nos lecteurs qui désirent réaliser des économies et posséder tous les accessoires utiles au traitement rationnel et sérieux de la blennorrhagie, de demander le nécessaire complet anti blennorrhagique à la Direction de la « Pharmacie Moderne », 6, Rue d'Aumale, Paris.

RÉSUMÉ

des. précautions à prendre

et du traitement à suivre

—

En résumé, avant que vous ayiez constaté les premiers symptômes de cette maladie, essayez d'abord de la faire avorter en faisant des projections de *Calométine* 3 ou 4 fois par jour, mais, s'il est trop tard, procédez de la manière suivante :

1 Le matin, en vous levant, prenez de préférence du lait.

2. Lavez le gland et le prépuce avec de l'*Eau anti-septolée* (comme il a été dit ci-dessus).

3. Placez votre suspensoir muni d'une poche ou godet de propreté(comme il a été dit également plus haut).

4. Prenez, avant votre repas, 3 à 6 *Capsules balsamiques Ocler*.

5. Prenez à votre repas la nourriture prescrite par le régime indiqué précédemment (viande,

œufs, et lait). — On peut et on doit même beaucoup boire du lait, mais pas ou peu de vin, ni café, ni alcool.

6. Dans la journée, entre vos repas, prenez
encore 3 à 6 *Capsules balsamiques Ocler*.

Enfin, faites de fréquents lavages extérieurs de
la verge à l'*Eau anti-septolée* Quand vous éprou-
verez, pour uriner, une douleur par trop vive,
vous plongerez la verge dans l'eau froide.

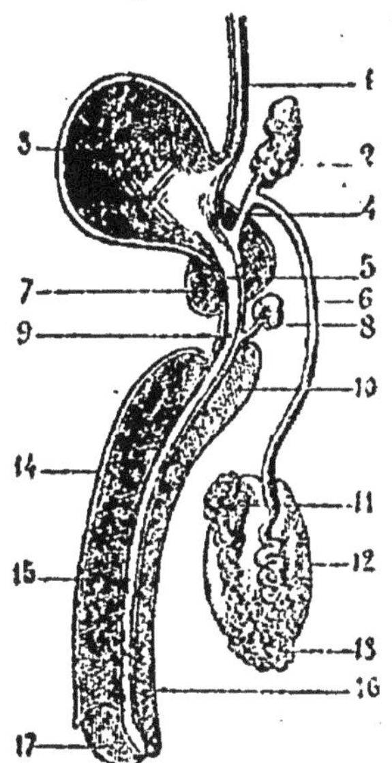

7. Lorsque les douleurs auront à peu près complètement cessé commencer les injections, d'abord
avec de l'eau bouillie (pendant deux jours), puis
avec de l'eau bouillie également, mais à laquelle

on aura ajouté une cuillerée à café de *Solution Gonococcide* par verre ordinaire (pendant deux jours) ; puis on augmentera la dose de *Solution Gonococcide*, dont on mettra deux cuillerées à café par verre ordinaire de table.

Pour ces injections, on se servira de la *Seringue Richard* ou d'une poire en caoutchouc de petite dimension (voir article « Cystite », p. 69).

Le malade doit donc se prémunir : d'un suspensoir, d'un godet ou poche de propreté en caoutchouc, d'un paquet d'ouate hydrophile, d'une boîte de comprimés *Anti septol* (l'Anti-septol ne doit être employé que pour les lavages externes de propreté et non pour les injections), d'une boîte de *Capsules balsamiques Osler*, d'une canule spéciale pour injection, d'un flacon de *Solution Gonococcide* et de quelques paquets de *Tisane végétale* (Voir à la fin du volume les prix et conditions d'envoi).

Avec ce traitement, la guérison est certaine, relativement indolore et ne dure que quelques jours. Nous affirmons bien haut que nul autre traitement ne peut être comparé à celui-ci ; il est le seul usité dans tous les hôpitaux qui se sont fait une spécialité de guérir la chaude pisse vite et bien.

Il importe, pour les injections, de se servir de la *Seringue spéciale Richard* ; cette canule se prête admirablement à cet usage, et de par sa forme conique, à l'extrémité, ne présente aucun risque de se blesser comme c'est le cas, avec beaucoup d'autres seringues.

La réhabilitation de la tisane
et la méningite blennorrhagique

Le Congrès de Lyon, par la bouche de M. le Profes-eur Pic, a réhabilité la tisane. Dans le beau et substantiel rapport qu'il a consacré aux médicaments diurétiques, le maître lyonnais n'a pas craint, en effet, d'accorder tout un chapitre aux vieilles infusions, qu'il est de trop bon ton de dédaigner aujourd'hui et de considérer seulement comme des eaux « chaudes et sal s », ainsi que certains n ont pas craint de les baptiser. Et nous avons entendu retentir à nouveau les noms par trop oubliés de toutes les bienfaisantes tisanes qui mitonnaient jadis aux réservoirs pansus des ancestrales veilleuses, alors que la pâle lumière éclairait d'un fantômal rayonnement le lit blanc du malade endormi.

Elles sont donc, tout au moins, diurétiques. Elles ne sont que cela, pour le moment, parce que c'est des diurétiques seulement que l on s'est préoccupé à Lyon. Mais, si l'on passait en revue les indications de la thérapeutique, on en trouverait de réellement sudorifiques, d'adoucissantes, de pectora es, etc. En vérité, je vous le dis, elles sont pleines de qualités discrètes, mais réelles. Et puis, pour quelques unes qui sont amères ou de goût par trop accentué, ne vous souvenez-vous pas qu'elles furent agréables à boire et rafraîchissantes à votre gosier que brûlait la fièvre ? Par reconnaissance, au moins, parlons-en un peu aujourd'hui.

J'avoue, d'ailleurs, que je ne les croyais pas si nombreuses. Le défilé qui passe au rapport de M. Pic est d'une abondance impressionnante. Voici les cinq racines apéritives, l'ache des marais, la racine d'asperge, la racine de fenouil doux, la racine de persil et le rhizome de petit houx ; puis les baies de genièvre qui entrent dans la composition du vin de digitale et du vin de scille composés, le pissenlit, la racine de fraisier, les célèbres queues de cerises, la l'arcira brava, la bugrane, la centaurée chau se-trape, toute une flore aux noms campagnards, populaires et familiers Tout cela fleure les prés, les bois et les champs, plus que l'officine et la chimie mystérieuse des laboratoires. Evidemment, avec toutes ces jolies plantes, on ne jugule pas des maladies graves, on ne fait pas des miracles de thérapeutique, mais ce sont de précieux adjuvants aux feuilles sèches ou aux brindilles desquelles la nature a enfermé quelques vertus que nous ne devons pas négliger.

Certainement les tisanes ne sont pas à la mode. Les ordonner n'est pas de bon ton, ni de savante allure. Mais attendons un peu. Les voici qui vont nous revenir d'Allemagne, frappées d'une estampille magistrale, et nul doute, dès lors, qu'elles ne reprennent une place de choix

dans la pharmacopée bien scientifique. Les Alle-
mands, en effet, ont découvert que l'écorce de
bouleau et la prêle étaient des diurétiques sérieux, à telles enseignes qu'à l'aide de 200 grammes, deux fois par jour, d'une décoction concen-
trée de prêle. BREITENSTEIN est parvenu à faire
disparaître en six semaines des hydropisies d'o-
rigine cardiaque, qui avaient résisté à tout ce
qu'il avait jusqu'alors tenté.

Continuons l'énumération : voici le chardon-
marie, la véronique, les baies rouges et coquettes
de l'alkékenge, avec lequel, jadis, VAN HELMONT
fabriquait un mystérieux diurétique, aux vertus
un peu fantastiques, le cétérach, les stigmates de
maïs, le chiendent, le genêt.

Pourquoi toutes ces plantes sont-elles diurétiques ? Aujourd'hui, il ne nous suffit plus, comme
à nos aïeux, de constater, il nous faut expliquer,
et cela de façon acceptable. M. Pic a fait faire
quelques expériences dans son laboratoire, notamment avec la bourrache, une brave plante,
sans laquelle je vous défie bien de soigner une
rougeole dans les milieux populaires, soit dit en
passant. Si vous ne l'ordonnez pas, soyez tran-
quille, on la prendra tout de même. A la suite de
l'administration de cette tisane, il a constaté,
sans plus, que les urines avaient augmenté de
volume, et qu'il n'y avait nul changement dans
l'élimination des chlorures. Il est probable,
ajoute le rapporteur, que, si l'on établit d'autres
recherches, on constatera une élimination élective
de tel ou tel élément constituant.

En fait indéniable, c'est d'abord leur eau qui agit, et si l'eau, suivant une phrase toute faite que corrige, dans un autre rapport, M. ARNOZAN, est le meilleur des diurétiques, il est évident que boire des tisanes, c'est absorber de l'eau en quantité appréciable. Mais est-ce bien là tout, et ALIBERT avait-il tort de prétendre que celles-ci contenaient des principes diurétiques particuliers, minéraux surtout, et notamment des sels de potasse, auxquels on devait rapporter une bonne partie de leur activité reconnue ?

Les sels de potasse sont très répandus dans la nature. Ils sont surtout très communs dans les plantes et, de fait, on les décèle dans un grand nombre de celles auxquelles nous devons les tisanes. On trouve du nitrate de potasse et de l'acide oxalique dans la fève des marais et le pois chiche, que GUY DE CHAULIAC et LAZARE RIVIÈRE recommandaient déjà ; du nitrate de potasse aussi dans la bugrane, dans l'alkékenge, dans le chiendent, qui contient en outre une substance gommeuse, la triticine, et un sucre, l'inuline ; de la potasse encore dans la pariétaire et dans l'ancolie. Quant au genêt, il renferme un cardio-tonique bien connu, la spartéine, et un diurétique excitant de l'épithélium rénal, la scoparine. Vous voyez bien que nos *simples*, comme on dit, contiennent des éléments actifs et dont nous avons le droit, tout au moins, de nous servir.

Actifs à tel point qu'ils en deviennent parfois dangereux.

***

Ce sera encore par un écho du congrès de Médecine que nous terminerons, à propos d'une
communication de M. GIMBERT (de Cannes). A
vrai dire, c'est moins aux médecins que cette
histoire devrait être contée qu'aux malades, si
fréquemment enclins à considérer la blennorrhagie comme une maladie bénigne et dont il est de
meilleur ton de plaisanter que de se guérir. Nous,
les médecins, nous savons ce que présente souvent de gravité cette soi-disant maladie de jeunesse, qui ne choisit pas toujours ses victimes
parmi les adolescents. Nous savons aussi que,
lorsqu'elle est contractée vers la vingtième année, il n'est pas rare qu'elle prolonge ses atteintes dans l'âge mûr, que ses complications sont
souvent des plus sérieuses, et que multiples

peuvent être les localisations du gonocoque. «On ne doit pas rire de la blennorrhagie, a dit VERCHÈRE, il faut savoir que l'on en meurt ». Le malade de M. GIMBERT en est mort.

Il est mort de méningite cérébro-spinale. C'était un jeune homme de vingt-six ans, quelque peu paludéen à qui le microbe de NEISSER n'épargna pas beaucoup de ses localisations extragénitales. Tour à tour, en effet, il fut atteint de cystite, de pyélo néphrite ascendante, d'endocardite mitrale. Trois ans plus tard, alors que cette lésion cardiaque commençait à être bien compensée, que la néphrite s'améliorait sérieusement, il fit de la péri-splénite, en quoi le paludisme ancien peut être sans doute incriminé, tout au moins comme ayant préparé un terrain favorable, puis un peu d'infection respiratoire, enfin il présenta les indéniables symptômes d'une méningite cérébro-spinale suraiguë, qui l'emporta en vingt-quatre heures.

D'ailleurs, les faits d'infection cérébrale médullaire ou méningée par le gonocoque, sont connus, quoique rares DELAMARRE, CULLERE, GAUSSEL, GAUJOUX, DUVAL, d'autres encore en ont parlé, et l'on en trouve une liste impressionnante dans le travail si instructif que COLIN a consacré aux conséquences sociales de la blennorrhagie. FURBRINGEL, notamment, a étudié la méningite cérébro-spinale blennorrhagique et il semble bien que la question soit résolue au grand dommage de l'espèce humaine.

La *Tisane Végétale*, dont nous parlons d'autre part, contribue, dans une large mesure, à prévenir cet accident épouvantable qu'est la méuingite. En sa qualité de diurétique, elle aide l'organisme à se débarrasser des microbes qui l'envahissent, de telle sorte que son influence bienfaisante n'est plus seulement locale, mais organique et générale.

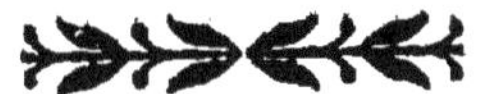

(Guérison 5)

Conseils Ultimes

aux Malades

Nous ne saurions trop mettre en garde nos lecteurs, et surtout les jeunes gens inexpérimentés, contre la réclame que font certains cabinets, ayant la prétention de guérirla blennorrhagie en 48 heures — cela à l'aide d'un seul remède.

Comme vous le voyez, le traitement de la blennorrhagie comporte des précautions que vous devrez observer scrupuleusement *toutes*, et c'est seulement en les observant que vous arriverez à une guérison certaine.

Nombreux sont les malades qui ont eu recours à notre méthode; questionnez en quelques-uns, si vous en avez parmi vos relations, et vous verrez ce qu'ils vous répondront. Ils vanteront bien haut son infaillibilité, et s'il s'en trouve parmi eux qui ont usé d'autres remèdes, ils vous diront ce qu'ils pensent de ces derniers, par comparaison avec les nôtres.

Nous ne voulons d'autre réclame que celle qui nous est faite spontanément par ceux que nous avons guéris ; c'est la meilleure publicité qui puisse nous être faite, et nos clients ne se font pas faute de nous y aider chaque jour.

Dire de tel remède, de tel traitement qu'ils sont souverains n'est pas suffisant. Il faut encore le prouver. Ceux que nous soignons et guérissons chaque jour en grand nombre sont là pour fournir cette preuve. Nous vous laisserons le soin d'en constater l'existence par la lecture des nombreuses lettres de remerciements dont vous pourrez lire quelques exemplaires à la fin de cet ouvrage.

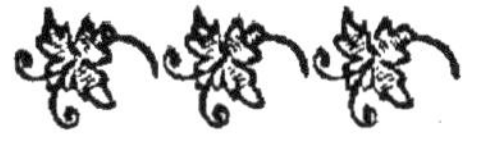

Cystite

Description sommaire de l'appareil urinaire.

Les trois parties principales de cet appareil sont :

1. *Les reins* qui remplissent le rôle de filtres en livrant passage à certains éléments du sang ;

2. *Les uretères* qui sont des tubes destinés à conduire l'urine dans la vessie ;

3. *La vessie* dans laquelle l'urine vient se loger en attendant d'être expulsée par le canal de l'urètre.

Toutes les parties de l'appareil urinaire sont recouvertes intérieurement par une membrane muqueuse.

L'inflammation, pour une cause quelconque, de la membrane qui tapisse l'intérieur de la vessie porte le nom de *Cystite*.

CYSTIQUE AIGUE

Causes

Elle provient de causes diverses : coups sur le bas-ventre, plaies de la vessie, présence de

calculs ou de corps étrangers, rétention d'urine,
blennorrhagie aiguë, masturbation, refroidissements.

Symptômes

Le malade éprouve de vives douleurs dans la
région hypogastrique, la vessie est distendue, les
envies d'uriner sont fréquentes, difficiles; à cela
s'ajoutent la prostration, les frissons, la fièvre,
la soif.

Cette cystite se termine habituellement par
résolution, et, dans les cas graves, par suppuration, ulcération, péritonite, gangrène ou passage
à l'état chronique.

Traitement

———

Il s'agit, dès le début, de remédier à la rétention d'urine par le cathéthérisme au moyen d'une sonde molle habilement maniée, et de combattre l'inflammation par des sangsues à l'anus, des ventouses scarifiées sur l'abdomen, par des cataplasmes calmants au laudanum, ou enfin par des boissons émollientes. Mais le meilleur traitement réside tout entier dans les grands lavages.

Le lavage de la vessie se pratique avec la douche appelée aussi bock dont se servent généralement les dames pour leurs injections.

La douche généralement employée a une contenance de deux litres ; on la remplit d'eau bouillie, à laquelle on ajoute deux cueillerées à soupe de Solution Gonococcide. La douche est suspendue à la hauteur de 1 m. 50 au-dessus du siège sur lequel le malade se place pour pratiquer le lavage.

Quoique la cystite à soigner ne soit pas d'origine blennorrhagique et proviendrait d'une cause tout à fait étrangère à cette affection vénérienne il faudra quand même employer la Solution Gonococcide.

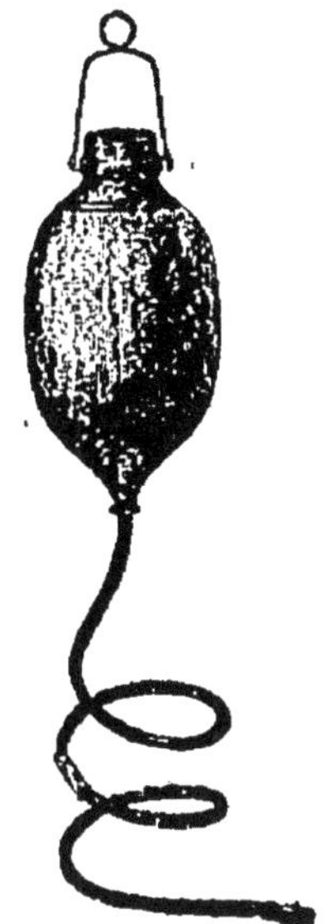

La solution est employée tiède ; le tube en caoutchouc adapté à la douche est muni d'une canule Richards qui se place à l'entrée du méat urinaire Pour éviter les poussées d'air, il faut avoir soin de laisser couler un peu de solution avant d'introduire la canule.

Le jet de solution est arrêté de préférence avec une pression sur le tube en caoutchouc entre le pouce et l'index par la main qui tient et dirige la canule. Cette pression avec les doigts permet d'interrompre le jet à volonté, sans secousse ni perte de liquide pendant les interruptions que nécessite le lavage.

Le jet passe du tube dans le canal de l'urèthre et se dirige jusque dans la vessie qui s'emplit de la solution.

Le passage du jet de la canule dans le canal de l'urètre présente au début quelques difficulté Si ce jet arrivait subitement abondant dans le canal, il le gonflerait et n avancerait pas jusqu'à la vessie. Il faut, au début du lavage, régler l'arrivée du liquide et la faire peu abondante, en pressant le tube entre ses doigts, de manière que le canal s'emplisse lentement et que la solution avance également lentement jusqu'à la vessie. Souvent 4 ou 5 tentatives sont utiles pour accoutumer le canal et l'ouverture de la vessie à la pénétration de la solution. Aussitôt que le malade sent que le jet s'arrête dans le canal et le gonfle, il presse le tube avec ses doigts, arrête la poussée du jet et laisse se vider le canal de l'urètre dans le vase placé devant lui. Il recommence aussitôt après et laisse pénétrer à nouveau le jet dans le canal ; si la même difficulté de pénétration se reproduit, il interrompt à nouveau, mais il sent très bien que le liquide pénètre chaque fois plus avant et, après 4 ou 5 reprises, rentre directement dans la vessie que l'on sent se gonfler. Il est aussi très important d'observer, en s'asseyant, que le siège ne presse pas le périnée et la base du canal de l'urètre. Il faut s'asseoir très en avant sur le bord du siège, de manière que le canal reste dégagé et libre de toute pression qui serait un obstacle à la pénétration du liquide.

Lorsque des besoins d'uriner se font sentir, le malade interrompt le jet par une pression des doigts et laisse se vider la vessie comme s'il urinait dans le vase placé par terre entre ses jambes. Lorsque les deux litres de liquide ont ainsi passé, aller et retour, dans le canal de l'urètre, le lavage est terminé et le malade doit s'observer pour n'uriner que deux heures après si cela lui est possible.

Deux lavages par jour, matin et soir, sont suffisants.

Cette méthode est employée par les spécialistes les plus réputés de nos grands hôpitaux.

Il suffit donc au malade de suivre exactement les instructions que nous donnons à ce sujet pour éprouver un soulagement immédiat et une guérison rapide.

Ajoutons que les lavages ainsi pratiqués constituent le meilleur moyen de prendre des injections en cas de blennorrhagie. Si nous ne les mentionnons pas au chapitre précédent, c'est parce qu'ils offrent certaines difficultés d'application qui rendent plus difficile la discrétion absolue dont les malades désirent s'entourer.

Dans ce cas on procède, pour laver la blennorrhagie, exactement comme nous venons de le décrire pour la cystite. Les lavages remplacent les injections sans que rien ne soit changé d'autre part au traitement de la blennorrhagie. — Les injections ordinaires dont il est parlé avec la seringue Richard assurent la guérison rapide, mais cette guérison serait encore plus prompte, si les lavages leur étaient substitués. Dans ce cas la *Solution Gonococcique* doit être employée à raison de une cuillerée à soupe par litre d'eau. Il est préférable de se servir d'une boîte de deux litres pour que le lavage soit plus complet.

CYSTIQUE CHRONIQUE

Il faut guérir les voies urinaires, agir sur les urines décomposées, faciliter leur émission et faire prendre des balsamiques, de préférence des *Capsules Balsamiques Ocler*. Contre les douleurs on recourt aux bains entiers, aux lavements. On doit faire régulièrement des lavages à grande eau pour agir directement sur la vessie, en ajoutant à cette eau *une cuillerée à soupe de Solution Gonococcide par litre* au début et 2 cuillerées ensuite.

Cette solution est, en effet, un antiseptique très puissant et absolument indolore parce qu'il n'est pas irritant.

Ajoutons que le régime doit être sévère etqu'il faudra éviter les excitants, les fatigues et l'humidité.

Impuissance

L'impuissance ou anaphrodisie est l'incapacité
où se trouve l'homme ou la femme d'accomplir
un coït complet. La stérilité en diffère en ce que
l'un ou l'autre, malgré le coït complet, est inapte.
à la fécondation.

Traitement

Il est intéressant de rapporter, ici, les commu-
nications scientifiques qui ont été faites au sujet
du traitement de l'impuissance et dans lesquelles
le *Muira puama* et la *Yohimbine* sont présentés
comme des agents actifs et inoffensifs de production virile et d'excitation génésique.

De ces principes sont nés les Suppositoires
et les Pilules Virilogènes ; mais n'anticipons
pas et voyons ce que disent l'*Avenir Pharma-
ceutique* et le *Journal de Médecine* :

Le phénomène le plus intéressant est celui qui
concerne l'excitabilité de la sphère génitale qui

est augmentée, sans qu'il en résulte une forte excitabilité générale, sans modification des réflexes tendineux et tactiles. Cette action se manifeste même après la castration.

En même temps qu'elle met en jeu les symptômes centraux, la yohimbine produit une vaso-dilatation dans certaines régions vasculaires du corps (peau, organes génitaux externes, reins), et une contraction de la rate. La pression baisse. Cette action est purement périphérique.

Son point d'action est la paroi vasculaire. l'activité cardiaque n'est pas modifiée par des doses thérapeutiques.

La dose nécessaire pour produire une érection est relativement très éloignée de la dose toxique, et qu'avec de petites doses, il n'y a aucun danger pour le cœur et pour les reins.

L'auteur a, en outre, fait une étude expérimentale comparée des autres aphrodisiaques : tels que la vaniline, la strychnine, la cocaïne, la cantharidine, la nitro-glycérine.

La cantharidine produit, au contraire, une excitabilité générale et génitale ; de même la nitro-glycérine, comme vaso-dilatateur, produit un gonflement notable des organes génitaux externes.

Disons tout de suite que la préparation dénommée *Pilules Virologènes* doit son efficacité non seulement aux principes actifs dont nous venons de parler, mais surtout à trois autres éléments d'une énergie plus grande encore. Cette efficacité résulte, d'autre part, de l'affinité de leur association et de leur mode de préparation qui en rend l'assimilation facile et extrêmement rapide.

L'auteur, dans la littérature qu'il lui a consacrée, la présente en ces termes :

« La présente étude a pour but de vous faire connaître le seul moyen rationnel que la science moderne met à votre disposition pour rétablir le bon fonctionnement de votre système génital.

« Si, après avoir pris lecture de cette circulaire, il restait encore quelque doute dans votre esprit sur la réalité de nos affirmations, prenez l'avis de votre médecin et vous acquerrez la certitude, s'il veut prendre la peine d'examiner la formule de notre préparation et d'étudier la raison de son efficacité, que, dans cet exposé, tout est exactement conforme à la vérité.

« Les *Pilules Virilogènes*, que je préconise, sont le résultat de très longues recherches, et vous ne saurez jamais ce que j'ai dépensé de patience et de persévérance pour arriver à trouver une préparation capable de réveiller la vitalité de l'appareil génital sans le moindre danger.

※

Ma Préparation

« Je ne puis expliquer exactement comment je suis arrivé à ce résultat, cela étant mon propre secret, mais je garantis absolument que les *Pilules Virilogènes* produisent un effet merveilleux.

Les Pilules Virilogènes peuvent agir
en une heure

« Les exemples sont nombreux de personnes qui, ayant pris une dose de pilules le soir en se couchant, ont eu la bonne surprise, quelques minutes après, d'une action vigoureuse et persistante.

« Pendant ces quelques minutes les Pilules avaient agi doucement et déterminé, sans fatigue, l'état vigoureux qui permet l'action décisive.

« Un effet aussi rapide n'est pas toujours acquis, mais, pour nécessiter quelques minutes ou quelques pilules de plus, le traitement n'en produit pas moins son maximum d'action, à l'entière satisfaction du malade.

❊

Si vous avez essayé de soi-disant remèdes
contre l'impuissance

« Peut-être, quand vous lirez ces lignes, aurez-vous déjà été déçu par quelques drogues dont on vous avait dit merveille et qui n'ont abouti à d'autre résultat qu'à vous rendre malade.

« Mais n'est-il pas vrai que, du fait qu'un remède et même que des milliers de remèdes ne réussissent pas, cela ne saurait empêcher qu'un autre remède, différant totalement des précédents, soit d'une inefficacité absolue.

« Je ne veux certes pas ni établir de comparaison, ni causer de préjudice à personne, mais je crois cependant être le seul qui puisse se glorifier d'avoir trouvé le vrai remède agissant sur la virilité de l'homme et ranimant les forces altérées ou épuisées sans fatigue et sans danger.

« Je garantis l'efficacité des *Pilules Virilogènes* ».

Examinons, maintenant, successivement les différentes causes de l'impuissance et comment les Suppositoires et les Pilules Virilogènes déterminent un résultat vigoureux et durable.

Vices de conformation

Les vices de conformation, qui deviennent des causes d'impuissance, sont multiples. Nous citerons : l'extrême petitesse de la verge, sa grosseur exagérée et sa direction vicieuse, les hernies volumineuses, l'absence des testicules, l'imperforation du gland et les douleurs locales de l'appareil génital.

Toutes ces causes d'impuissance sont guérissables : c'est ainsi que les dimensions trop réduites du pénis peuvent être augmentées à l'aide d'un appareil en caoutchouc, fait sur mesure, qui ramène le membre à son état normal et permet un rapprochement régulier.

A l'excès de grosseur, il est facile de remédier par une dilatation rationnelle et progressive du vagin. A cet effet, il existe des appareils dilatateurs des plus perfectionnés, sous l'action desquels l'organe de la femme prend rapidement la capacité utile sans qu'il en résulte le moindre inconvénient ni la plus petite douleur.

Les autres causes résultant des vices de conformation que nous avons signalées, sont du domaine de la chirurgie.

Cause provenant de l'altération ou de maladies

du système nerveux

Les organes génitaux sont sous la dépendance d'un système nerveux central de l'état duquel dépend la puissance.

C'est ainsi que l'anémie, la congestion, l'hémorragie et l'inflammation du cerveau et les maladies de la moelle, sont des causes d'impuissance.

L'impuissance résulte aussi de l'énervement des organes sexuels et de la faiblesse ou des maladies des muscles du périnée.

En ce qui concerne la désorganisation de la substance cérébrale et de la moelle épinière, il est extrêmement utile d'agir énergiquement sur l'état de la maladie, de manière à prévenir la dégénérescence du malade, sa paralysie totale, voir même sa fin lamentable.

L'Ibosine et la Céphalose ont donné, dans ces cas graves, tout le résultat qu'on est en droit d'en attendre. Sous leur influence, la substance cérébrale des malades se régénère, le système nerveux stimulé, fortifié, reprend son activité, et le système génital acquiert à nouveau toute sa puissance juvénile.

L'énervement de l'organe, et la faiblesse du périnée, lui sont attributaires du même traitement ; mais, concurremment avec lui, l'expérience a démontré que les Pilules Virilogènes agissaient sur-le-champ et déterminaient plusieurs érections successives très énergiques.

Sous l'action des Pilules Virilogènes, les muscles de l'appareil génital tout entier se trouvent fortifiés subitement, et l'influence cérébrale, qui constitue le désir, se traduit immédiatement par une érection vigoureuse.

Causes provenant de certaines maladies

Certaines maladies, telles que la chlorose, l'anémie, le diabète, la phtisie, l'albumine, la phosphaturie, entraînent presque toujours une impuissance plus ou moins marquée.

Il est indispensable, pour guérir ce cas d'impuissance, de guérir d'abord la maladie dominante, et les traitements utiles sont alors du domaine de la médecine telle qu'elle est indiquée aux chapitres relatifs à chacune de ces maladies.

Entre temps, lorsque le malade désire réveiller l'organe assoupi, lorsqu'il veut obtenir une énergie momentanée, en dépit des causes affaiblissantes, il devra employer les *Pilules Virilogènes*.

Les *Pilules Virilogènes* sont absorbées deux ou trois heures avant le moment prévu.

Les *Pilules Virilogènes* sont les productrices d'érections les plus efficaces que la science ait découvert jusqu'à présent. Elles donnent le coup de fouet qui détermine l'élan passager ; elles sont le stimulus triomphateur de l'engourdissement permettant l'*action vigoureuse du moment*.

Causes provenant de certaines professions,

de l'usage de certains médicaments,

et de l'alimentation

Certaines professions peuvent entraîner l'impuissance, le plomb et ses composés, le sulfure de carbone agissent sur les organes sexuels de la façon la plus défavorable.

L'impuissance totale, ou partielle, qui en résulte, disparaît dès qu'on en fait cesser la cause.

Il en est de même de certains médicaments, tels que l'iodure, le bromure de camphre, la morphine, l'opium, la belladone, qui exercent sur l'appareil génital une torpeur momentanée, pouvant dégénérer en véritable impuissance. L'alimentation joue également un grand rôle sur l'activité des organes, et il est reconnu, par tout le monde, que les excès d'aliments et de boissons, surtout de café, d'alcool et de bière, entraîne l'impuissance, contre laquelle réagit dans ces cas particuliers, et dans ceux qui vont suivre, l'absorption du principe rénovateur que contiennent les *Pilules Virilogènes*, sur lesquelles nous reviendrons dans un instant.

⁂

Causes provenant de l'âge, de la constitution du malade, de l'abus de l'appareil génital, des fatigues intellectuelles, de l'état de la femme, et de ses influences morales

Le temps affaiblit l'homme qui ne peut, sous le poids de l'âge, recouvrer momentanément son ardeur juvénile que sous l'influence d'un stimulant énergique et puissant qui sont les *Pilules Virilogènes*.

L'influence momentanée, purement morale, provoquée par l'excès des désirs, l'amour trop violent, le chagrin, le dégoût, la jalousie, etc., sont tributaires de l'*India succus Jouventa* que contiennent les *Pilules Virilogènes*.

EN RÉSUMÉ

Existe-t-il des aphrodisiaques directs, c'est-à-dire des moyens qui vont, par une action spéciale, stimuler l'appétit vénérien quand il est en sommeil, le réveiller quand il est engourdi, et qui par l'excitation du désir local et de la volupté, sont de nature à exalter les fonctions génitales ?

Nous avons déjà répondu affirmativement à cette question en indiquant, pour chaque cas à traiter, le moyen efficace à employer.

Les *Pilules Virilogènes* stimulent l'appétit vénérien, font naître les désirs et *permettent, par une action directe et immédiate, la consommation normale et vigoureuse de l'acte.*

En dehors de nos expériences et de nos constatations personnelles, qui ne laissent aucun doute sur l'efficacité constante des *pilules virilogènes*, les docteurs qui les ordonnent ont rapporté des faits absolument probants de leur action sur l'état très vigoureux de l'organe sexuel.

La question est jugée sans appel, mais encore convient-il de faire remarquer à nos lecteurs, en ce qui concerne le traitement général de l'impuissance, qu'il est indispensable d'agir directement sur l'organe affaibli du malade, et, selon la cause, nous avons indiqué le remède, mais qu'il est aussi nécessaire, pour aider au succès définitif et durable du traitement, *d'agir sur l'organisme tout entier.*

L'*India sucus Jouventa*, que contiennent les *pilules virilogènes*, est le coup de fouet qui permet l'effort utile ; la poussée d'air qui attise le foyer viril et provoque l'incandescence.

Les *pilules virilogènes* sont les seules, et nous insistons sur ce mot les SEULES qui soient « absolument sans le moindre danger », sans cesser pour cela d'être *absolument infaillibles* dans leurs effets de puissance complète reconquise immédiatement.

Les *pilules virilogènes* agissent 2 ou 3 heures après qu'elles ont été prises, *quel que soit l'âge du sujet et l'ancienneté de son impuissance.* Cette propriété remarquable qui leur est exclusive excite l'enthousiasme de tous ceux, jeunes et vieux, qui les utilisent.

Les *pilules virilogènes* sont un produit tout à fait surprenant, qui fait à la fois la joie et l'admiration de tous ceux qui les connaissent. Vous pouvez l'employer sans crainte, parce qu'il est sans danger.

Incontinence d'Urine

Cette maladie consiste dans l'écoulement involontaire de l'urine. Elle se manifeste chez les enfants et aussi chez les vieillards. Souvent la cause en est à rechercher dans l'hérédité ou dans l'état nerveux du malade, état qui détermine une irritabilité particulière de la vessie.

Nous recommandons, aux personnes atteintes de cette infirmité, de supprimer de leur régime toutes les boissons ayant un caractère alcoolique et les fruits par trop acides, tels que les groseilles, fraises, cerises, etc. Il faut, du reste, ne pas trop boire et, d'une manière générale, éviter tout ce qui peut faciliter la formation des acides uriques.

Mais le véritable traitement de l'incontinence consiste dans l'emploi de notre *Poudre Hermétique*. Cette poudre fortifie la vessie et tonifie l'organisme en même temps. Elle permet à la vessie de conserver l'urine, lui donne la force de résister, au besoin, d'uriner. Lorsqu'il s'agit d'incontinence nocturne, elle donne au malade la force d'attendre jusqu'au réveil pour satisfaire

ce besoin naturel, et, lorsqu'il s'agit d'incontinence diurne, elle lui permet d'attendre jusqu'au
moment où il sera en mesure de le satisfaire.

En attendant d'avoir cette poudre à sa disposition, le malade devra faire des lavages à l'eau
froide matin et soir. La *Poudre Hermétique* a
raison des incontinences les plus rebelles. Mais
la durée du traitement varie selon les états de
faiblesse plus ou moins anciens des malades et
selon leurs âges. Dans tous les cas, il y a lieu
d'utiliser sans retard un urinal, en attendant la
guérison.

Appareils spéciaux pour les incontinences d'urine

Parmi les appareils inventés pour parer aux
inconvénients de l'incontinence d'urine nous recommandons tout spécialement les urinaux modèles 193 (pour hommes) et 198-199 (pour femmes).

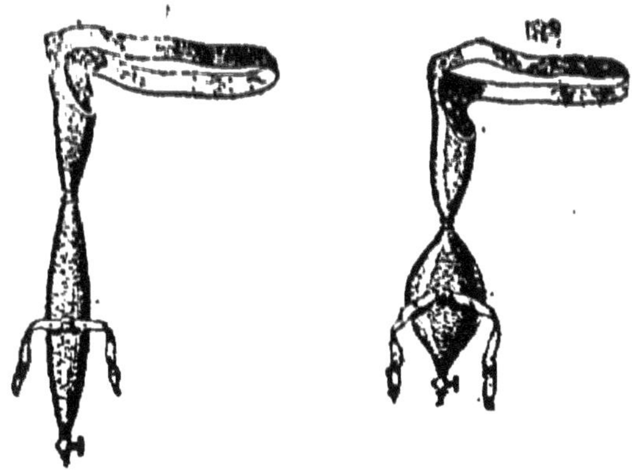

Pour ceux dont l'incontinence s'applique non seulement à l'urine, mais encore aux matières fécales, nous recommandons les modèles spéciaux qui se font sur mesure

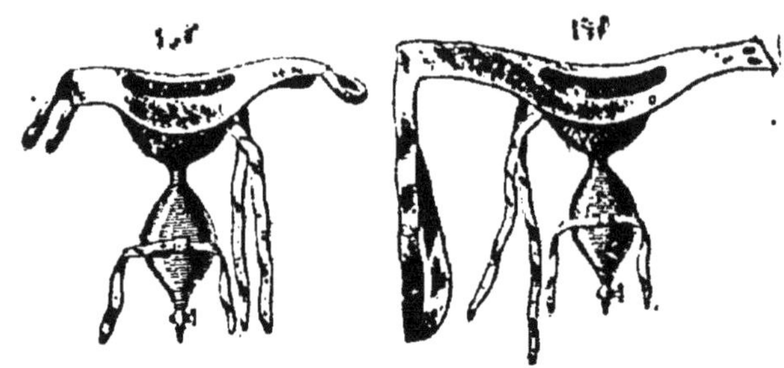

Enfin, comme appareil réunissant l'ensemble des conditions nécessaires de précaution, nous attirons tout particulièrement l'attention de nos lecteurs sur l'alèze ou drap d'hôpital.

Alèze ou drap d'hôpital. — Lorsqu'une personne

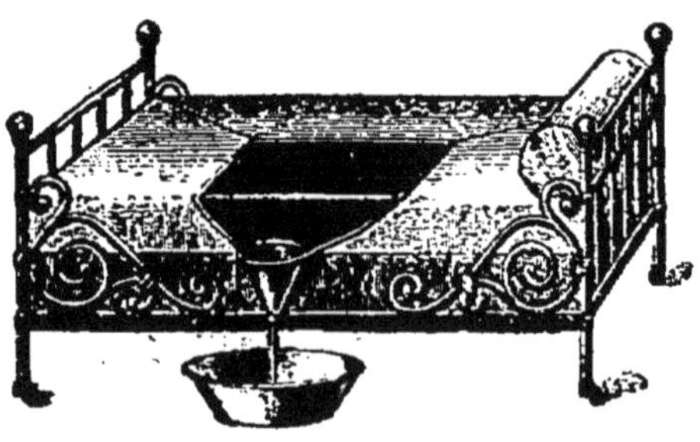

est très malade ou qu'elle vient de subir une
opération chirurgicale nécessitant un repos absolu ; dans le cas également ou un malade est
atteint d'incontinences, il est indispensable d'employer notre appareil avec lequel le lit n'est jamais souillé. Cet appareil englobant toutes les
parties génitales et la région fessière, permet
l'écoulement des matières sans mouvement ni
incommodité.

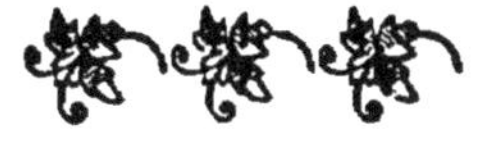

Spermatorrhée

On donne le nom de Spermatorrhée à des pertes séminales morbides, c'est-à-dire à des émissions fréquentes et involontaires de sperme survenant spontanément en dehors de toute excitation ou sous l'influence de stimulants qui, dans l'état de santé, eussent été trop faibles pour la provoquer.

CAUSES. — Les pertes séminales peuvent se rattacher à des causes très diverses en elles-mêmes ; elles sont la conséquence habituelle des excès vénériens et principalement des habitudes invétérées d'onanisme.

SYMPTOMES. — Les symptômes de la spermatorrhée sont de deux ordres : les uns se rapportent aux pertes séminales elles-mêmes, les autres comprennent l'affaiblissement et les désordres produits dans l'organisme par l'émission trop abondante du sperme.

1° *Pertes séminales*. — Au début, l'émission involontaire du sperme a lieu pendant la nuit (Pollutions nocturnes) ; elle est accompagnée de rêves érotiques, d'érections, de sensations voluptueuses, et le sperme conserve ses caractères normaux.

A mesure que la maladie fait des progrès, les pertes deviennent plus fréquentes et s'accomplissent spontanément sans que la verge soit en érection complète ; souvent même elle reste flasque, l'éjaculation est faible, le sperme s'écoule en bavant, sans que son émission soit accompagnée de la moindre sensation voluptueuse. Le malade remarque souvent que, lorsqu'il est couché sur le dos, les pertes sont plus fréquentes, soit en raison de l'excitation de la moëlle par la chaleur du lit, soit par le fait de la pression que la vessie distendue par l'urine peut exercer sur les vésicules séminales.

Alors, les pertes se produisent aussi pendant le jour, surtout au moment de l'évacuation des matières fécales et des urines.

2° *Phénomènes généraux.* — La répétition des pertes séminales a d'abord comme conséquence une lassitude insurmontable, un brisement et une fatigue insolites dans tous les membres. Le malade éprouve une répugnance invincible pour le mouvement et est essoufflé par le moindre effort ; il est très sensible au froid, sa vue s'affaiblit, le timbre de sa voix s'abaisse, etc.

Dans un degré plus avancé, que l'on observe rarement, le teint devient pâle, jaune et plombé ; les yeux enfoncés dans l'orbite, sont alanguis, sans expression et cerclés de noir. Le malade devient incapable du moindre effort ; son intelligence et sa mémoire présentent le même degré de déchéance ; il est frappé d'impuissance ; sou-

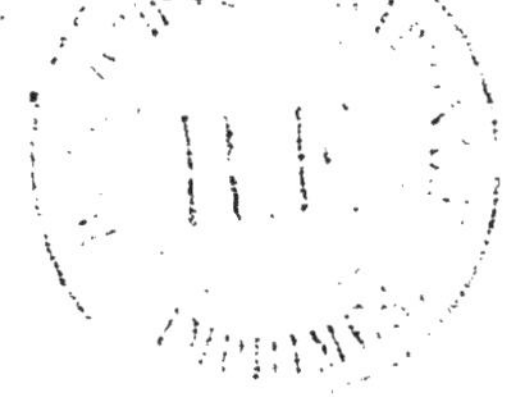

vent, d'ailleurs, depuis longtemps il a perdu tout désir de commerce avec les femmes.

Plus tard encore, épuisés au physique comme au moral, ces malheureux perdent peu à peu leurs dernières facultés, et enfin ils succombent dans le dernier marasme ; souvent la phtisie pulmonaire vient hâter leur mort ; quelques-uns mettent fin à leur misérable existence.

TRAITEMENT. — Lorsque le mal est encore à sa première période, il suffit souvent que le malade renonce à ses funestes habitudes pour voir se dissiper graduellement les désordres qui en sont la conséquence.

S'il s'agit de pertes séminales involontaires, elles sont encore curables ou, du moins, par un traitement convenable parvient-on à les diminuer assez pour qu'elles n'altèrent pas la santé.

Mais, lorsque les pertes sont arrivées au point de constituer une maladie, leur guérison devient plus difficile.

Comme on vient de le voir, les pertes séminales sont dues à des troubles nerveux. Ici, c'est le moral du malade qu'il faut soigner. Le repos de l'esprit, les exercices physiques modérés et l'hydrothérapie sont nécessaires.

Mais le remède par excellence, c'est l'emploi combiné de l'*Ibosine* et de la *Nervosine du docteur Clément*.

L'Ibosine rend aux nerfs leur fonctionnement normal ; son usage prolongé finit par rénover complètement le système nerveux, et fait d'un homme usé par les excès cérébraux ou vénériens un homme tout neuf.

L'action de l'Ibosine n'est pas immédiate ; ce n'est pas en quelques jours qu'on modifie un tempérament, et c'est pour cette raison que nous conseillons en même temps la Nervosine, qui donne un soulagement très rapide.

La Nervosine est le sédatif nerveux par excellence ; sous son action, les nerfs se détendent et le calme succède à l'excitation; les idées fixes, les images de rêve disparaissent comme par enchantement et la santé ne tarde pas à revenir.

En résumé, on doit faire usage de la Nervosine une fois par jour ; elle se présente sous forme de granules ; on en donnera trois ou quatre cuillerées à café, matin et soir, dans du lait tiède et assez loin des repas. On prendra un comprimé l'Ibosine avant chaque repas.

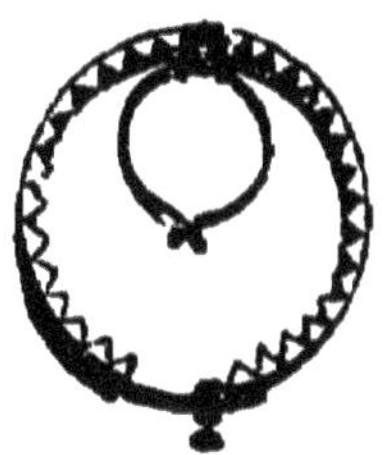

Sous cette double influence, le malade sera à la fois calmé et fortifié, ramené à la pleine santé.

Si la spermatorrhée s'accompagne d'érections nocturnes déterminant des pollutions involontaires, il est indispensable d'employer l'anneau contre la spermatorrhée. Cet anneau entoure la verge de telle sorte, que la douleur causée par ses parties dentelées réveille le malade et empêche la perte sur le point de se reproduire. Cet anneau, d'une grande utilité, se recommande dans tous les cas de spermatorrhée, parce qu'il contribue, dans une bonne mesure, à la guérison du malade qui, moins épuisé que s'il n'évitait pas ces pertes, réagit plus facilement et guérit par conséquent plus rapidement.

STÉRILITÉ

Des Causes Fréquentes de Stérilité

La fécondation s'opère par le contact, *dans la matrice*, du germe fécondant avec l'œuf ou ovule de la femme

Un homme est stérile, parce que les germes fécondants qu'il secrète sont malades ou trop faibles. Un régime spécial et le secours de la médecine lui sont indispensables.

Une femme est stérile — et c'est le cas le plus fréquent - parce que la matrice a dévié de sa position normale, si bien que son ouverture se trouvant cachée constamment dans les replis du vagin, les germes né peuvent jamais y pénétrer.

L'obstruction artificielle, dont nous parlons au chapitre de la *sécurité*, se trouve exister sans le secours d'aucun subterfuge, et la fécondation, par ce fait, reste impossible.

Pour obvier à cet inconvénient, il fallait trouver un appareil redresseur et conducteur, mettant en rapport l'orifice externe de l'utérus avec l'axe vaginal.

Par la pratique que nous avons acquise depuis longtemps dans la hynécologie, nous sommes arrivés à combiner un appareil en caoutchouc donnant tous les résultats désirables et d'un emploi facile. Cet appareil se nomme LE PROLIFIC.

LES MALADIES DES FEMMES

MESDAMES,

Ayez Confiance,

Suivez nos Instructions,

Et vous Guérirez.

Hygiène et Propreté sexuelle

Il n'y a rien de plus nécessaire que le nettoyage des organes, surtout quand ils sont pourvus de muqueuses. Tel est le cas des organes sexuels. Chaque matin, on doit procéder à leur toilette avec une éponge fine imbibée d'eau froide ou chaude afin d'enlever les souillures provoquées par l'urine, les sécrétions muqueuses ou autres. En outre, la femme doit faire chaque jour une injection, car, dans le vagin, pullulent une série de germes qui peuvent devenir nocifs et provoquer des inflammations.

Une injection ne peut être utilement prise qu'avec un appareil spécial qui écarte les parois vaginales, découvre la matrice, distend les replis et permet un véritable lavage des muqueuses internes. Avec les canules ordinaires, les injections sont inutiles. Nous sommes à la disposition de nos lectrices pour leur donner à ce sujet les explications complémentaires qu'elles voudront bien nous demander.

Au moment des règles, la femme doit observer une hygiène particulière ; elle doit favoriser l'écoulement du sang en évitant le froid sous toutes ses formes. Il faut non seulement supprimer les lotions à l'eau froide, mais encore garder le corps, les pieds et surtout les mains de tout refroidissement. Le moindre lavage a pour effet de contrarier la fonction menstruelle ; il est capable non seulement d'arrêter les règles, mais de causer des troubles consécutifs graves, des affections utérines, abdominales ou thoraciques, de donner le coup de fouet à une prédisposition jusque-là ignorée et d'amener même quelquefois la mort.

On doit donc se garder prudemment de l'eau froide pendant les époques, même pour les soins de la vulgaire toilette, surtout en hiver.

A l'opposé du froid, la chaleur favorise le cours du sang menstruel, elle le rend facile et inodore. Aussi ne saurait-on trop recommander à la femme qui a ses règles l'usage de vêtements chauds et le port du pantalon. En dehors des époques, la femme présente souvent un écoulement blanc ou jaunâtre (pertes ou flueurs blanches, leucorrhée) ; ce symptôme accuse un état morbide constitutionnel : lymphatisme, scrofule, anémie ou simple faiblesse, et, lorsqu'il est accentué, il réclame un traitement approprié et nécessite l'emploi de l'antiseptol.

Dans quelques cas du reste que ce soit, mes lectrices auront intérêt à me donner sur leur état particulier des renseignements détaillés. Je me fais fort de faire disparaître rapidement toute trace de flueur blanche et d'écoulement ou pertes de toutes natures quelles qu'en soient l'origine et la cause.

Aménorrhée et retards

On peut définir l'aménorrhée, le retard dans l'apparition des règles ou bien leur arrêt à une époque où la femme devrait les avoir régulièrement, ou bien encore leur absence au moment où la jeune fille doit être femme, c'est-à-dire entre onze et quatorze ans dans nos climats. Dans ces trois cas, l'aménorrhée est un état normal ; elle constitue un accident que l'on ne doit pas considérer toujours comme très grave, car il n'est pas dans beaucoup de cas, le symptôme d'une maladie déterminée.

L'aménorrhée n'est plus une affection accidentelle lorsqu'il s'agit des femmes enceintes : chez elles, l'absence des règles existe pendant la durée de la grossesse et se prolonge les six ou sept premiers mois de l'allaitement.

La femme atteinte d'aménorrhée éprouve des malaises indéterminés, des bouffées de chaleur et de rougeur à la face, une sensation de plénitude dans la poitrine et au ventre, des maux de tête, des vertiges, des tintements d'oreilles, de la somnolence, des tiraillements dans les lombes, elle

a des flueurs blanches et quelquefois des saignements de nez, des crachements et même des vomissements de sang.

Différentes causes peuvent produire l'aménorrhée. Elle est le plus souvent le symptôme de la
chlorose, d'un certain nombre de maladies constitutionnelles, telles que la scrofule, la phtisie,
le cancer, etc , et, en général, de toutes les affections chroniques amenant un état cachectique de
l'économie.

L'aménorrhée peut dépendre de l'inflammation
aiguë ou acquise de l'utérus et de ses annexes,
ou encore de causes agissant directement sur les
fonctions de l'ovaire ou de l'utérus. On remarque
chaque jour la suppression des règles chez une
personne qui aura eu l'imprudence de laisser
longtemps ses bras dans l'eau froide. Une grande
perte de sang, soit par un traumatisme, soit par
une saignée, produit les mêmes effets. Les émotions morales vives, la frayeur, une mauvaise
nouvelle inattendue peuvent produire le même
résultat.

On voit combien est impressionnable l'appareil
génital, puisqu'une influence morale seule suffit
à troubler ses fonctions.

Raciboiski, dans son *traité de la Menstrua-
tion*, dit qu'il a observé une variété d'aménorrhée transitoire, qui consiste en un retard de 8 à
15 jours dans l'apparition des règles chez les
femmes qui craignent d'être enceintes, et pour
lesquelles certaines conditions de position sociale
feraient d'une grossesse un véritable malheur. Il

a constaté le même effet chez des femmes stériles qui avaient un vif désir d'avoir des enfants et dont les souhaits ne se réalisaient pas.

Enfin, il peut y avoir aussi aménorrhée par vice de conformation, soit que l'utérus manque d'une façon absolue, soit qu'il ne soit pas perforé. Les ovaires peuvent quelquefois manquer aussi, ou bien n'avoir pas pris un développement suffisant. Dans le cas d'absence des ovaires, il n'y a rien de particulier qui se produise ; dans celui où le développement est insuffisant, il y aura tous les mois des accidents douloureux qui se présenteront à l'époque où les règles devraient apparaître : une vive douleur au-dessous du ventre, de violents maux de reins, une courbature générale très pénible, tels sont les principaux phénomènes qui pourront durer de 8 à 10 jours pour cesser et reparaître ensuite de mois en mois d'une façon plus ou moins régulière, c'est du moins ce qui se passe dans la plus grande majorité des cas. Quelquefois, il se produit chez certaines malades des congestions et des écoulements de sang, soit par l'urèthre, soit par le rectum ; on constate aussi des vomissements de sang et des saignements de nez. Il est difficile de préciser la durée de ces flux sanguins périodiques ; quoiqu'il en soit, plus la personne atteinte avance en âge, plus ces accidents diminuent d'intensité, jusqu'au moment où ils disparaissent complètement comme auraient fait les règles.

Le traitement de l'aménorrhée doit varier avec la cause qui la produit. Et d'abord, comme mesûre préventive les jeunes filles et les jeunes femmes feront bien d'être prudentes, au moment de l'évolution menstruelle, d'éviter les refroidissements, les fatigues de toutes sortes, surtout la danse, le coït et les émotions vives.

Chez les femmes pléthoriques, lorsque la suppression des règles est suivie immédiatement de phénomènes congestifs du côté de la matrice et de leurs annexes, on peut conseiller l'exercice. la gymnastique, une alimentation légère et quelques laxatifs.

Comme médication spéciale, nous conseillons l'application sur le ventre, de cataplasmes chauds ou de flanelles chaudes imprégnées de vapeurs aromatiques ; — Ce traitement doit être institué pendant les 4 ou 5 jours qui précèdent le moment où les règles sont attendues Pendant la même période on aura de plus recours aux capsules périodiques, qui sont la préparation la plus sérieuse, la plus efficace et la plus sûre qui existe. Les *Capsules périodiques* agissent sur la venue des règles d'une façon certaine. Elles déterminent le flux sanguin sans douleur ni danger d'aucune sorte.

VAGINITE

Perles Blanches. Flueurs Blanches. Leucorhée.

La vaginite est une inflammation aiguë ou chroniques de la muqueuse du vagin.

Les glandes de la matrice secrètent à l'état normal un mucus peu abondant et très visqueux qui forme un bouchon obstruant la cavité du col de la matrice; mais à l'état pathologique, ces sécrétions s'exagèrent, elles s'écoulent au dehors par le vagin et par la vulve ; la muqueuse vaginale elle-même participe ordinairement à l'inflammation, et on désigne ces sécrétions par le terme commun de flueurs blanches, de pertes blanches, de leucorrhée. Pour reconnaître si elles appartiennent exclusivement à la matrice ou au vagin, il est un caractère qui permet de faire le diagnostic : les sécrétions purement vaginales n'empèsent pas le linge ; au contraire, celles qui viennent de la matrice restent visqueuses, ressemblent à du blanc d'œuf et empèsent fortement le linge.

On conçoit donc que la consistance des flueurs blanches pourra comporter tous les intermédiaires entre le liquide glaireux et transparent qui s'échappe du col de la matrice et le pus proprement dit.

Je n'étonnerai aucune de nos lectrices en leur disant que les pertes blanches sont excessivement communes.

Beaucoup de jeunes filles et de femmes perdent en blanc, qui jamais ne se plaignent, ou ne font de confidences qu'à leurs amies, à des cousines : que ce soit par ignorance ou par pudeur exagérée, bien des femmes se soignent elles-mêmes et ne vont consulter un médecin que quand il est très tard.

Il est indispensable, pour la santé de la femme, pour son avenir. de faire disparaître les pertes blanches. L'emploi de l'*Anti septol* constitue un traitement d'ordre général absolument parfait et toujours suffisant pour une vaginite simple.

La vaginite est simple, blennorrhagique ou granuleuse : *simple*, elle provient d'irritations, malpropretés, abus du coït, injections trop fortes, etc., et se guérit par la suppression de ces causes.

Donc, atteinte de vaginite, c'est-à-dire simplement de pertes blanches non contagieuses, la femme se contentera de prendre des injections avec de l'eau bouillie (2 litres) dans laquelle elle aura fait dissoudre un comprimé d'*Antiseptol* par litre. Les injections seront prises le matin au lever et le soir au coucher. Les injections se prennent à l'aide d'*injecteurs à jets continus* (voir figures), qui évitent les dangers douloureux des poussées d'air, ou à l'aide du bock que l'on accroche au mur à 1 m. 50 au moins. Il est très important, ainsi que nous l'allons démontrer plus loin, de se servir de la canule d'ailettes mobiles, dénommée le *vapori-spéculum*.

Il est aussi parfois utile que le mari de la malade ou une personne amie se rende compte de l'état d'inflammation de la matrice ou du vagin et

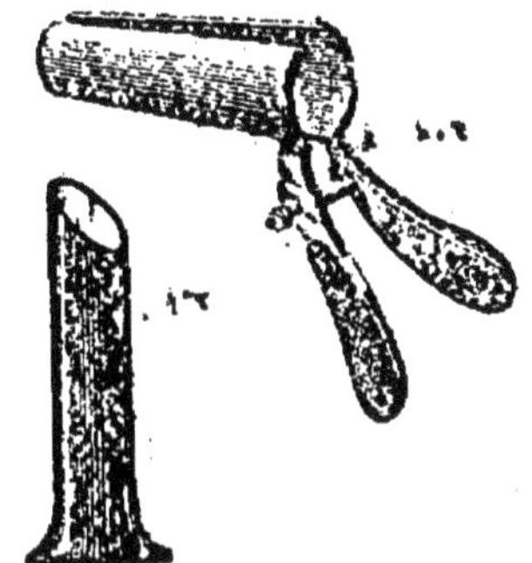

pla e le spéculum. Cette opération se fait facilement avec les appareils dont nous donnons ci-dessous la gravure.

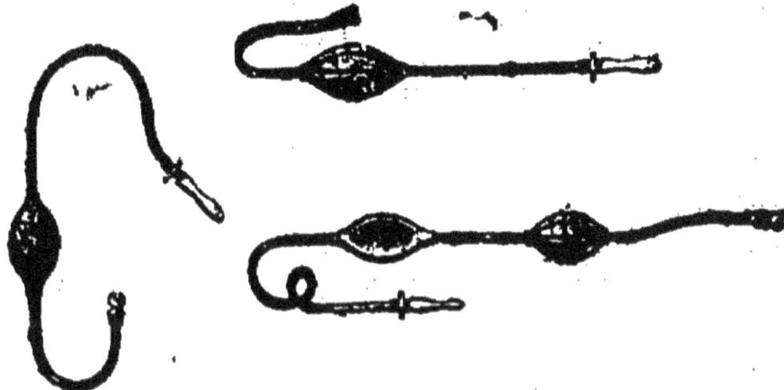

Les figures ci dessus représentent les injecteurs simples. A droite l'injecteur à jets continus, qui évite les poussées d'air douloureuses.

Vaginite-Granuleuse

Avec de petites granulations sur la muqueuse vaginale, un liquide jaune-verdâtre, des démangeaisons. On lui oppose des injections soit avec du son ou des feuilles de mauve, c'est-à-dire tièdes, émollientes et douces, mais toujours antiseptolées, à raison de un comprimé d'*Anti-Septol* par litre d'eau.

Vaginite-Blennorrhagique

En ce qui concerne la vaginite *blennorrhagique*, le traitement est le même que pour la blennorrhagie chez l'homme.

La femme se soigne alors en prenant des injections vaginales avec la *Solution Gonococcique*.

Notons, cependant, que l'infection qui, chez la femme, est le plus souvent purement vaginale, peut gagner le canal de l'urètre, et nécessiter alors des injections dans ce canal, comme chez l'homme.

Lorsqu'une femme atteinte de pertes blanches soupçonne que ces pertes sont de nature blennorrhagique, elle doit, sans aucun retard, commencer un traitement énergique et le continuer jusqu'à complète guérison.

Munie d'un injecteur à *jets continus* ou d'un *bock*, elle y adaptera le vapori-speculum et prendra successivement deux grandes injections de deux litres, dans lesquelles elle ajoute deux cuillerées ordinaires de *Solution Gonococcique* par litre. Elle procède de la sorte le matin et le soir, non seulement jusqu'à ce que les pertes aient complètement cessé, mais encore pendant huit jours après leur disparition. Il est indispensable, en effet, qu'il ne reste aucun microbe vénérien caché dans les replis vaginaux, pour éviter de voir, quelques semaines après, réapparaître l'infection.

Si la malade ressentait en urinant des brûlures douloureuses, c'est que le canal de l'urètre serait également contaminé, et il y aurait lieu alors de procéder comme il est dit pour l'homme à l'article : *Blennorrhagie.* Dans ce cas, la même seringue à injection convient également à l'homme et à la femme, puisqu'il s'agit chez l'un et l'autre de désinfecter le canal urétral de conformation identique. La femme introduit l'extrémité de la seringue à l'entrée du méat urinaire, presse légèrement avec les doigts sur le bout de la seringue après son introduction pour empêcher le liquide de ressortir, et pousse le piston avec l'anneau de l'autre main.

En résumé, le traitement devient le même que pour l'homme, et il suffit de se reporter au chapitre : *Blennorrhagie.*

MÉTRITE

La métrite est une inflammation de l'utérus, appelée plus communément matrice. La métrite est aiguë ou chronique.

SYMPTOMES. — La métrite *aiguë* est caractérisée par une douleur fixe au-dessus du pubis, insupportable à une pression légère, et accompagnée de frissons violents, de sueur, de malaise, de maux de tête et de fièvre. La métrite occasionne toujours des douleurs vives dans le bas-ventre, les reins, le ventre, l'aine, et même dans les jambes. Il se produit, par suite de l'inflammation, un écoulement de pus mélangé à du sang. De plus, la malade éprouve de continuels besoins d'uriner et est sujette à la constipation. Elle a, par suite de cette constipation, le ventre gonflé et ballonné. Son état nerveux s'en ressent également. Elle a des tristesses irraisonnées, des migraines, des névralgies.

La métrite aiguë peut être guérie en 2 ou 3 semaines, quand elle est prise à temps ; mais, mal soignée, elle devient suraiguë et, presque toujours, entraîne la mort en quelques jours.

Causes. — On peut considérer comme causes toutes les violences exercées sur la matrice. Elle peut apparaître à tous les âges et, selon ses origines, s'appelle : *métrite virginale, métrite des jeunes mariées, métrite blennorrhagique, métrite puerpérale, métrite de la ménopause.*

Traitement. — Si la femme veut éviter l'intervention chirurgicale qui la menace, et parfois même la mort, il est nécessaire que dès les premiers symptômes, que nous venons de décrire, elle se soigne rigoureusement.

La métrite aiguë nécessite le repos absolu au lit, les cataplasmes chauds sur le ventre et les injections à l'eau bouillie *très chaude* (45°), sans addition d'antiseptiques. Les injections doivent se prendre avec le *Vapori-speculum*. Les cataplasmes se placent jour et nuit, en les changeant au fur et à mesure qu'ils se refroidissent. On peut les faire à la farine de graine de lin ou, à son défaut, à la mie de pain.

Les injections très chaudes (2 litres) seront prises le matin, à midi et le soir, et à minuit si possible. Le *Vapori-speculum* est indispensable pour permettre le nettoyage parfait de la matrice. L'introduction de l'appareil doit se faire doucement, sans mouvement brusque.

Lorsqu'après huit jours au moins que les douleurs et l'inflammation ont complètement disparu, la femme prendra, matin et soir, toujours avec le *Vapori-speculum*, une insufflation de *Poudre Fémina*. Le raccord-réservoir du *Vapori speculum*, entièrement plein, est la quantité de poudre à insuffler chaque fois, et cela jusqu'à ce que tout symptôme de souffrance ait disparu depuis plusieurs jours.

Il est préférable même de continuer ce traitement pendant quelques mois, pour éviter tout retour de la maladie, et d'autant plus que les injections à la *Poudre Fémina* constituent une précaution d'hygiène que la femme a le devoir d'observer d'une façon continue.

Enfin il est nécessaire, pendant le traitement, de ne pas négliger l'état général et de se fortifier avec une dragée d'*Ibosine* à chaque repas.

Lorsque la métrite est de nature blennorrhagique, il y a lieu de remplacer la *Poudre Fémina* par la *Solution Gonococcique*. Trois injections par jour de deux litres avec une addition de trois cuillerées de solution chaque fois.

(Voir le mot : *Blennorrhagie*).

De la nécessité de l'emploi du
VAPORI-SPECULUM,
pour la guérison de la Métrite
et de toutes les affections de la femme

Depuis longtemps nous remarquons, avec tristesse, que les lanceurs de préparations réputées capables d'agir sur les maladies des femmes, vont se multipliant.

C'est qu'en effet ramener le bon fonctionnement des organes génitaux est un bienfait sans égal. Toutes les femmes éprouvent le désir impérieux de rester jolies et elles ne peuvent y parvenir que si, dans un parfait état de santé, le fonctionnement de leur organisme est régulier.

Mais nous sommes désolés de constater que les annonciers n'ont d'autre but que de spéculer sur la crédulité de leurs lectrices et nous recevons, chaque jour, les doléances de malheureuses qui, pour ne pas oser, dès le début, nous confier leurs petites misères, se repentent ensuite d'avoir écouté trop bénévolement des affirmations mensongères.

Il suffira, du reste, que vous lisiez les quelques explications suivantes pour vous rendre compte vous même qu'une méthode qui agit directement sur les organes malades ou à préserver de la maladie est seule capable de donner un bon résultat. Quand vous avez mal au bras, le médecin ne vous traite pas à la jambe et pareillement quand la matrice, par exemple, est malade, ce n'est pas sur l'estomac qu'il faut agir, mais bien sur la matrice elle-même.

Il vaut mieux, plutôt que de s'exposer inutilement à un insuccès, employer toujours, avec succès, une méthode de guérison ou de préservation de la maladie d'une efficacité constante, régulière, infaillible en même temps que dépourvue de toute espèce de danger.

Ce qu'il s'agissait de trouver

Il s'agissait de trouver un moyen d'atteindre très facilement et utilement la matrice, de manière à pouvoir exercer sur cet organe les actions hygiéniques ou médicamenteuses qu'imposent soit son état maladif, soit l'entretien de sa santé.

Le *vaport-speculum* est l'appareil facile, rapide, agréable, discret.

Des conditions que doit remplir une Injection pour être utile

Le *vapori-speculum* réalise au plus haut point l'idéal complet de la perfection absolue, parce qu'il sert indifféremment comme insufflateur de *Poudre médicamenteuse* et comme canule à injection, et son usage dans ce double emploi est amélioré d'un perfectionnement admirable jusqu alors inconnu, puisqu'aucun autre appareil ne le possède.

Tous les médecins, sages-femmes et les auteurs déclarent avec raison que sur dix insufflations de *Poudre médicamenteuse* — les conditions de bonne exécution étant les mêmes dans l'un et dans l'autre cas, — produisent le résultat qu'on en attend ; il faut que la matrice soit directement et largement atteinte par l'eau de l'injection ou par la poudre de l'insufflation.

Or, il arrive neuf fois sur dix que l'eau ou la poudre n'atteignent que le cul-de-sac du vagin.

La matrice étant flottante dans l'évasement vaginal subit l'influence des mouvements du corps, si bien que, selon la position de la femme, l'ouverture utérine reste ou ne reste pas dans l'axe vaginal, mais se cache au contraire derrière quelques replis antérieurs ou postérieurs.

Par exemple, lorsque la femme est accroupie, le vagin se trouve plus fortement aplati et replié sous le poids des intestins, de sorte qu'une injection ou une insufflation prise dans ces conditions se perd inévitablement dans un cul-de-sac.

Il fallait donc, pour mettre la matrice dans l'axe du vagin, se tenir le corps droit, de préférence légèrement recourbé en arrière, assise ou debout, mais ces positions étant difficultueuses il était nécessaire de pouvoir atteindre l'ouverture de la matrice en toutes circonstances quelle que soit l'attitude du corps et cela de la façon la plus sûre la plus inévitable, la plus certaine. C'est précisément, en quoi consiste lo perfectionnement très ingénieux du *vapori-speculum*.

De la nécessité des Injections avec le
Vapori-Speculum

En résumé, nous posons en principe qu'une femme ne conservera l'éclat et la fraîcheur de son teint que si elle prend des injections hygiéniques, et *nous insistons* pour affirmer qu'une injection ne peut être utilement prise qu'avec le *vapori-speculum*.

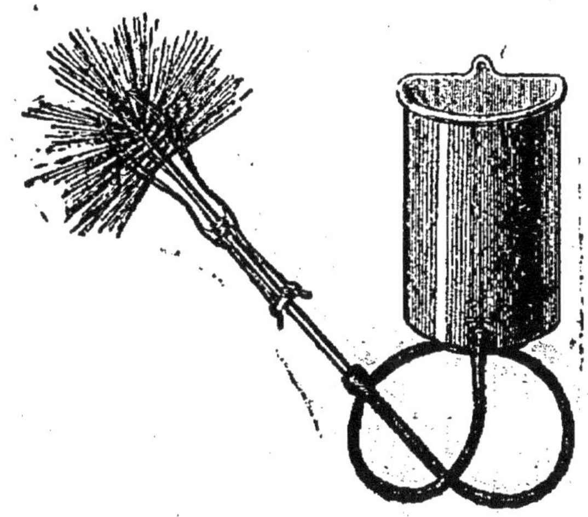

Il est absolument certain que prendre une injection avec toute autre canule revient à ne pas en prendre.

Seul le *vapori-speculum* assure un lavage total, complet et salutaire.

Rien ne peut remplacer le *vapori-speculum*.

Il faut que chaque femme ait son *vapori-speculum*, qui lui est aussi indispensable que ses dents pour manger ou ses yeux pour regarder.

Cette comparaison peut paraître excessive, mais elle est juste.

Le *vapori-speculum* exige une dépense immédiate un peu plus élevée que l'achat d'une canule ordinaire, mais les canules sont souvent renouvelées, tandis que le *vapori-speculum* ne s'usant pas dure toujours.

Mode d'Emploi :

S'agit-il d'insuffler des poudres médicamen-

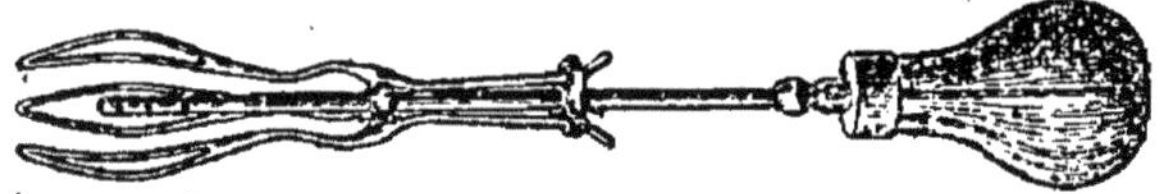

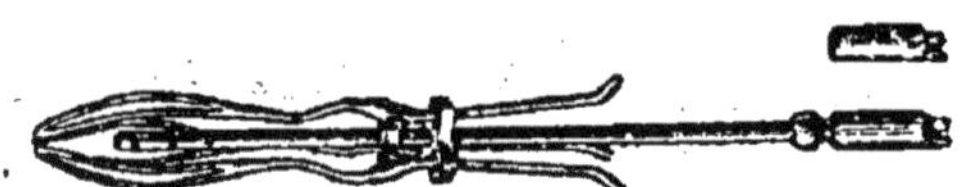

teuses ! Le mode d'emploi du *vapori speculum* est des plus simples et des plus discrets.

La femme introduit dans le réservoir la quantité prescrite de *Poudre*, place la culasse de la poire sur ledit réservoir et, prenant l'appareil ainsi chargé, l'introduit jusqu'à la matrice. Il lui suffit ensuite d'appuyer sur les leviers restés à l'extérieur des tiges mobiles, de faire glisser la bague pour maintenir l'écartement des ailettes te d'exercer quelques pressions énergiques et rapides sur la poire à insufflation pour que toute la poudre soit projetée à l'entrée de la matrice.

Dans tous les cas, la manœuvre de l'appareil est d'une simplicité tout à fait élémentaire ; la certitude de direction de la projection est constante, certaine, infaillible.

Pour les injections, il suffit d'enlever la poire et le réservoir et d'adapter l'appareil soit au tube d'une douche ordinaire ou d'un injecteur quelconque.

Nous affirmons...

Nous affirmons qu'avec le *vapori-speculum* pour l'usage intime, la *Jouventine* pour le parfait équilibre des fonctions organiques et l'emploi des *Ramonettes* pour la liberté du ventre, toute femme conservera indéfiniment l'éclat juvénil de son teint et la fraîcheur de ses charmes. Cela est un fait acquis absolument incontestable.

Quant à celles que les maladies ou les fatigues ont flétries, nous leur demandons de vouloir bien tenter un essai. Quelques jours suffiront pour leur démontrer la complète exactitude de nos affirmations.

PRÉSERVATION

Préservez-vous avec la « Calomeline Bernard », antidote vénérien, Sécurité complète, totale, absolue, ne laissant aucune prise au hasard ni à l'imprévu.

Si vous voulez être sûrs de ne jamais contracter aucune maladie contagieuse (syphilis, blennorrhagie, végétations, etc., etc.), même en vous exposant au danger ;

Si vous voulez avoir la certitude de rester toujours sains et saufs, même après des contacts suspects et infectieux ;

Employer la *Calomeline Bernard*, dite *Antidote vénérien.* La Calomeline Bernard doit être utilisée :

1º Par l'homme quand il a à craindre les suites contagieuses d'un rapprochement suspect ;

2º Par l'homme quand, déjà malade lui-même, il veut loyalement éviter toutes les chances de communiquer l'affection dont il est atteint ;

3º Par la femme, en suivant le mode d'emploi

spécial qui accompagne notre tube, quand elle a à craindre ces mêmes dangers.

L'emploi préalable de la Calomeline n'est pas nécessaire, puisque, même cinq ou six heures après un contact infectieux, elle produit tous ses effets de purification et de préservation absolue.

Devant les faits acquis, constatés, contrôlés, s'évanouissent les contestations fugitives. Il est définitivement établi et prouvé que la découverte de la Calomeline préserve l'humanité des contagions vénériennes.

De la nécessité de répandre le principe stérilisateur,

purificateur et protecteur.

Pour que les bienfaits de cette découverte, qui compte parmi l'une des plus merveilleuses qui ait été faite à l'Institut Pasteur, ne restassent pas lettre morte, il fallait non seulement la porter à la connaissance de tous, mais encore en assurer l'usage en le popularisant.

Il fallait trouver un dispositif élégant, solide, commode, dont les intéressés pussent se servir autant pour leur satisfaction personnelle que pour leur sécurité commune.

Il fallait trouver le tube Antidote à la *Calomeline Bernard*.

Puisse, maintenant, le spectre hideux de l'impure contagion se présenter à l'esprit de tous ceux que les besoins des fonctions organiques poussent dans les bras de la prostitution, et leur rappeler que l'antidote vénérien est le seul protecteur capable d'assurer l'impunité la plus parfaite, la sécurité la plus totale et la plus absolue.

DESCRIPTION ET MODE D'EMPLOI

L'*Antidote Vénérien* est contenu dans un élégant tube en étain, muni à son extrémité d'une canule fixe à injection, recouverte d'un étui à frottement qui le ferme hermétiquement.

Le tube, de la grosseur d'un crayon, à 12 centimètres de longueur. Il est facile à dissimuler dans les poches de ses vêtements ; il n'est ni lourd ni embarrassant, et il réunit toutes les conditions pratiques de commodité, discrétion, facilité d'usage, etc..., susceptibles de le rendre autant agréable qu'indispensable à tout le monde, sans compter qu'il permet de s'abandonner agréablement au plaisir par la quiétude provenant de la sécurité qu'il assure.

Pour s'en servir, il suffit d'introduire la canule dans le canal de l'urètre, comme on fait avec une seringue à injection ordinaire, et de presser légèrement à l'extrémité du tube.

Cette pression, qu'il s'agisse d'introduire l'antidote à l'entrée du canal de l'urètre ou de le répandre à l'extérieur sur la muqueuse, doit être très légère pour ne pas le gaspiller sans utilité. La grosseur d'une lentille à l'intérieur et d'une noisette à l'extérieur suffit pour protéger contre toute atteinte infectieuse.

Sous l'influence de la chaleur du corps, l'*Antidote* fond aussitôt. Il faut avoir soin de l'étendre avec le doigt sur toute la surface extérieure susceptible d'être contaminée.

C'est alors une véritable digue exterminatrice et impénétrable, quoique invisible, qui se trouve ainsi protéger l'individu contre les virus infectants, quelle que soit du reste l'étendue du danger vénérien auquel il s'expose.

« En résumé, voici comment il faut procéder.
« *Avant* ou *Après,* une soigneuse ablution à l'eau
« ordinaire suivie de l'application d'une légère
« couche d'antidote sur toute la surface suscep-
« tible d'être contaminée, et d'une petite projection
« à l'intérieur du canal, pour que la protection
« ait lieu extérieurement et intérieurement, les
« virus, surtout les gonocoques de la blennor-
« rhagie ou chaude-pisse, pénétrant très fréquem-
« ment pendant l'acte de l'entrée du méat urinaire »

Nous disons avant OU après, attendu que si, pour des raisons quelconques, l'homme ne peut ou ne veut pas employer préalablement l'Antidote, il lui est loisible de l'appliquer deux ou trois heures après l'acte, pour s'assurer une immunité tout aussi parfaite.

Que l'application ait lieu *avant* ou qu'elle ait lieu *après,* la sécurité est toujours aussi complète et toujours aussi absolue s'il ne s'est pas écoulé plus de trois heures entre l'application et le contact infectieux.

La femme emploiera, dans les mêmes conditions l'*Antidote* plus facilement avec une petite

Eponge Mignonnette qu'elle aura d'abord imprégnée d'Antidote et qu'elle introduira ensuite dans le vagin, en la poussant avec le doigt aussi loin que possible En pénétrant, l'éponge dépose sur les parois vaginales une couche d'Antidote protectrice, qui la préserve de toute contagion syphilitique ou blennorrhagique, exactement comme pour l'homme.

Il est donc bien entendu que, grâce à l'*Antidote*, l'espèce humaine est désormais protégée d'une manière efficace et infaillible contre cette pourriture syphilitique, et que les générations futures ne seront plus menacées d'être écrasées sous le poids de viscères en lambeaux.

Mais. pour aboutir, il faut, avec l'accueil bienveillant des autorités compétentes qui nous est acquis, les renforts approbatifs et démonstratifs de la po ulation menacée.

Adressant notre appel au cœur et à la raison des pères et des mères, à tous ceux que doit, avant tout, préoccuper le sang de leurs enfants,— de nos soldats — à tous les citoyens qui ont la poignante inquiétude de la mortalité vertigineuse, nous les convions à notre rescousse pour la propagation de notre œuvre d'assainissement et de régénérescence humaine.

Que tous vous nous aidiez à propager l'*Antidote Vénérien*. et vous aurez bien mérité de la patrie et de la société.

SÉCURITÉ

Dans son ouvrage « *Amour et Sécurité* », qui a fait s'élever une si grande polémique et valut à son auteur des poursuites en Cour d'Assises, Doctor Brennus démontre la nécessité, dans plusieurs cas, de l'emploi de préservatifs.

Les moyens d'éviter la conception, ceux qui assurent une sécurité scientifiquement absolue tout en restant faciles, pratiques, sont l'une des plus constantes préoccupations des personnes que des tares constitutionnelles et notamment la syphilis à ses débuts, obligent à ne pas avoir d'enfant avant une complète guérison.

Comme toute chose qui répond à un besoin général, les préservatifs sont l'objet d'une exploitation peu consciencieuse de la part d'un grand nombre d'industriels qui fournissent à leur clientèle d'un jour, des articles de mauvaise qualité aussi nuisibles que dangereux.

C'est pour les écouter qu'un grand nombre de personnes font de décevantes constatations.

Nous ne recommandons dans cet ouvrage que des préservatifs irréprochables et des moyens de préservation d'une sécurité absolument infaillible.

Le Philutérus

Précieuse et Merveilleuse application

D'UN PROCEDÉ NOUVEAU

de Préservation Certaine, Souveraine

INFAILLIBLE

Aux gens mariés

Le plus grand soulagement que l'on puisse apporter aux inquiétudes d'une épouse est de lui enseigner des moyens efficaces, sans danger, peu coûteux et commodes de n'être mère que quand ses conditions de santé ou celles de son mari lui permettent d'avoir des enfants sains et robustes

Si vous jugez que votre santé, ne vous permet pas actuellement ou ne vous permettent plus d'avoir un enfant dans de bonnes conditions de naissance vous avez le droit et le devoir de vous abstenir d'être mère.

Précieuse Découverte
et *MERVEILLEUSE APPLICATION*
D'UN
Nouveau Moyen de PRESERVATION
Infaillible

Eviter la conception à son gré, à sa convenance selon son bon plaisir et cela sûrement, certainement, infailliblement, par un Procédé commode, agréable, facile, pratique, rapide, inoffensif, a été de tout temps la plus constante préoccupation des époux.

Qu'avait-on trouvé jusqu'alors ?

Les pessaires à fond, dits capuchons et marguerites, les éponges dites mignonnettes et parisiennes et les préservatifs en baudruche et en caoutchouc ont été les seuls moyens connus et employés pour éviter la conception. — Il fallait trouver mieux il fallait trouver le procédé offrant une garantie de sécurité certaine, complète, totale absolue, infaillible, en même temps que d'un Usage commode, agréable, facile, pratique, rapide, inoffensif et nous avons trouvé « LE PHILUTÉRUS » dénommé aussi *Vapori-Spéculum*. — Le *Philutérus* et le *Vapori Spéculum* ne diffèrent que par ce détail que le *Vapori-Spéculum* a 3 ailettes tandis que le *Philutérus* n'en a que deux.

LE PHILUTÉRUS

Le PHILUTERUS se compose d'un réservoir à poudre, d'une boule à insufflation et d'une cannule longue percée à son extrémité de plusieurs petits trous protégés par 3 ailettes, voie destinée à empêcher l'humidité de nuire à l'insufflation de la poudre hygiènique (voir figure).

Le Philutérus est en métal nickelé et de la grosseur d'une canule ordinaire, sa forme courbée en rend l'introduction rapide, facile et agréable.

MODE D'EMPLOI

Le mode d'emploi du PHILUTERUS est des plus simples et des plus discrets La femme remplit le réservoir de poudre hygiénique, place la culasse de la poire dans le dit réservoir et prenant l'appareil ainsi chargé l'introduit jusqu'à la matrice. Il lui suffit ensuite d'appuyer sur les leviers restés à l'extérieur des tiges mobiles, de faire glisser la bague pour maintenir l'écartement des ailettes et d'exercer quelques pressions énergiques et rapides sur la poire à insufflation pour que toute la poudre soit projetée à l'entrée de la matrice et tapisse les parois vaginales.

Le PHILUTÉRUS est discret, attendu que, par sa forme, il n'a rien de compromettant et que son usage peut être attribué à tout autre objet et à des causes diverses. Son volume réduit le rend portatif et permet de le dissimuler aisément dans sa poche, dans une trousse, un réticule, etc. Le nettoyage en est si facile que son état de propreté est forcément toujours parfait.

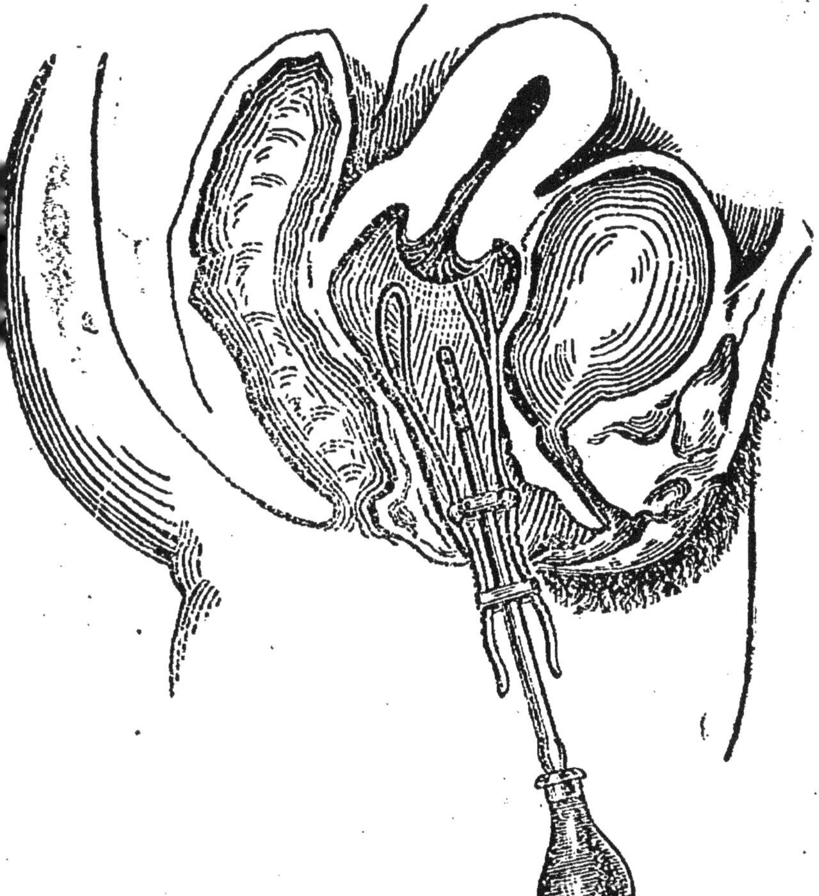

PHILUTÉRUS
prêt à fonctionner

Poire à insufflation

D'autre part, et ce n'est pas là le moindre avantage. la précaution préventive certaine dont il est objet peut-être prise rapidement et à l'insu de l'homme auquel la femme peut laisser ignorer la sécurité dont elle s'est assurée sans qu'il lui soit possible. quoiqu'il fasse de s'en apercevoir.

Il est bien évident qu'il n'en est pas ainsi avec les éponges, les pessaires. etc., dont la moindre exploration permet de découvrir la présence.

Avec le PHILUTERUS il n'est pas de découverte possible, et la supercherie reste forcément ignorée autant qu'il plaît à la femme d'en garder le secret — et cela lui est d'autant plus facile que l'insufflation préventive se fait en quelques secondes sans laisser aucune trace extérieure ; **et qu'elle peut sans nuire à la sécurité dont elle s'entoure prendre cette insuflation jusqu'à 5 ou 6 heures à l'avance. La poudre hygiénique conserve ses propriétés de préservation pendant au moins 10 à 12 heures.**

INOCUITÉ

Le désir de s'entourer d'une sécurité totale, absolue et facile, est sans doute impérieux, mais il ne saurait heureusement détruire la crainte de porter atteinte à sa santé.

C'est pour cela qu'à cette question : Y a-t-il quelque danger soit pour les muqueuses, soit pour la matrice, soit pour la santé des conjoints, à employer très fréquemment la poudre hygiénique ? Nous répondrons :

La Poudre hygiénique, à quelque dose et si fréquemment qu'on l'emploie, ne peut qu'assainir les muqueuses, favoriser la santé sans jamais pouvoir nuire de quelque façon que ce soit. Elle est si peu un produit nuisible qu'on pourrait même l'absorber sans le moindre inconvénient.

SÉCURITÉ

Il est donc bien entendu que le PHILUTÉTUS est un appareil pratique, d'un usage agréable, rapide et discret; mais assure-t-il une garantie de sécurité absolue, indiscutable, infaillible ?

— Peut-on être sûr en l'employant d'éviter la conception ?

— Ne laisse-t-il aucun risque, aucun danger et peut-on avoir en lui la confiance la plus entière ?

— N'a-t-on jamais eu d'exemple d'accidents malgré son emploi ?

— A tout cela et à toute autre question susceptible d'être posée, nous répondrons :

Le PHILUTÉRUS projète à l'entrée de la matrice, c'est-à-dire à l'endroit où les spermatozoaires doivent passer pour opérer leur œuvre de fécondation une poudre hygiénique qui a la propriété de détruire, d'anéantir, d'exterminer, au moindre contact, tous les germes fécondants.

Si l'on employait, avec le PHILUTÉRUS, simplement de la farine ou de la fécule, en desséchant ainsi les parois vaginales postérieures et l'entrée de la matrice, on aurait déjà beaucoup de chances d'éviter la fécondation, parce que les germes arrêtés par la poudre seraient dans l'impossibilité d'opérer leur marche ascensionnelle vers les ovaires

Toute la certitude, toutes les garanties d'une sécurité absolue et infaillible sont donc bien établies avec la poudre hygiénique, puisque non seulement elle arrête les germes fécondants dans leur marche, mais encore parce qu'elle les détruit, parce qu'elle les tue, parce qu'elle les anéantit.

L'emploi du PHILUTÉRUS détermine bien l'impossibilité de la fécondation en tout état de cause et cela sans aucune autre précaution.

LES CONDITIONS D'UNE INJECTION UTILE

Il résulte de ce qui précède que le PHILUTÉRUS est l'appareil facile, rapide, agréable, discret et que la poudre hygiénique est l'agent destructeur, c'est-à-dire l'élément essentiel de la sécurité. Il importe donc d'avoir toujours une poudre possédant toutes les qualités requises d'inocuité et de destruction des germes.

Le PHILUTERUS réalise au plus haut point l'idéal complet de la perfection absolue parce qu'il sert indifféremment comme insufflateur de poudre hygiénique et comme canule à injection, et son usage, dans ce double emploi est amélioré d'un perfectionnement admirable jusqu'alors inconnu puisqu'aucun autre appareil ne le possède.

Tous les médecins, les sages-femmes et les auteurs déclarent avec raison que sur dix injections que prend n'importe quelle femme, au moins neuf sont inefficaces parce qu'elles n'atteignent pas le but pour lequel elles sont prises.

En effet, pour qu'une injection ou une insufflation de poudre hygiénique — les conditions de bonne exécution étant les mêmes dans l'un et l'autre cas, — produisent le résultat qu'on en attend, il faut que la matrice soit directement et largement atteinte par l'eau de l'injection ou par la poudre de l'insufflation.

Or il arrive neuf fois sur dix que l'eau ou la poudre n'atteignent que le cul de-sac du vagin. Il suffit d'examiner l'anatomie de la femme pour se rendre compte que cet organe a la forme d'un boyau ap plati, sillonné de replis allant en s'élargissant du côté de la matrice.

L'ouverture de la matrice fait saillie entre les parois du vagin et flotte pour ainsi dire dans cette partie plus évasée de l'organe. Les parois vaginales se prolongent donc au-delà l'ouverture utérine (La matrice se nomme aussi utérus) formant une sorte de cul-de-sac au fond du vagin.

La matrice étant ainsi flottante dans l'évasement vaginal, subit l'influence des mouvements du corps, si bien que, selon la position de la femme, l'ouverture utérine reste ou ne reste pas dans l'axe vaginal mais se ce le au contraire derrière quelques replis antérieurs ou postérieurs.

Par exemple, lorsque la femme est accroupie, le vagin se trouve plus fortement aplati et replié sous le poids des intestins de sorte qu'une injection ou une insufflation prise dans ces conditions se perd inévitablement dans un cul de sac.

Il faut donc, pour mettre la matrice dans l'axe du vagin, se tenir le corps droit et de préférence légèrement recourbé en arrière, assise ou debout.

Il était toutefois utile de pouvoir atteindre l'ouverture de la matrice en toutes circonstances, quelle que soit l'attitude du corps et cela de la façon la plus sûre, la plus inévitable, la plus certaine. C'est

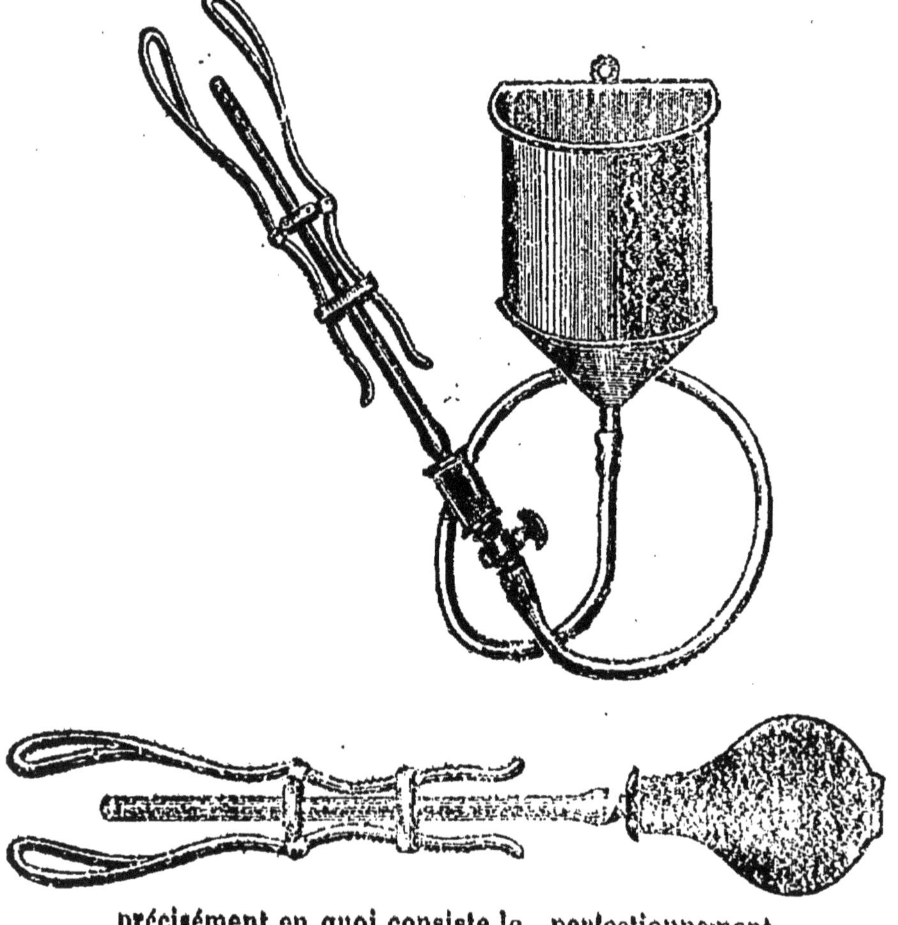

précisément en quoi consiste le perfectionnement
très ingénieux du PHILUTERUS.

Après l'introduction de l'appareil et avant l'insufflation de la poudre spermaticide, il faut ouvrir les ailettes.

Ces ailettes en s'ouvrant, écartent les parois vaginales, dégagent l'ouverture utérine et enlèvent tout obstacle qui aurait pu empêcher d'atteindre directement le col de la matrice. On ferme les ailettes pour retirer la canule.

Ajoutons que la culasse de la canule s'adapte au reservoir de la poire à insufflation ou au raccord qui permet pour les injections l'emploi de la douche ou d'un injecteur quelconque.

Dans un but de prévention, la femme emploie souvent l'injection immédiate à l'eau fraîche, mais l'injection immédiate nécessite un dérangement toujours désagréable dont le « PHILUTÉRUS » supprime la nécessité. Il est donc bien entendu qu'avec l'emploi du « PHILUTÉRUS » la quiétude et la securité sont assurées, mais l'injection n'en reste pas moins une mesure d'hygiène indispensable aux heures habituelles de la toilette.

C'est pour cela que le « PHILUTÉRUS » en dehors du perfectionnement résultant de ses ailettes mobiles, a encore cet avantage de remplacer la canule speculum.

Dans tous les cas, la manœuvre de l'appareil est d'une simplicité tout à fait élémentaire ; son efficacité est constante, certaine, infaillible.

(Guérison 8)

Nous recommandons tout spécialement, pour adapter au « PHILUTERUS », notre « Injecteur à jet continu » qui évite les poussées d'air douloureuses et parfois dangereuses que font les injecteurs moins perfectionnés.

Cet injecteur, tout en caoutchouc, est très portatif parce que d'un tout petit volume il se dissimule aisément dans une poche ou un réticule.

Il en est de même du « PHILUTERUS », auquel on donne aussi le nom de Vapori-Spectulum.

AVIS MÉDICAUX DU Dr HÜTER

« Aux explications ci-contre je joins avec plaisir mon avis bienveillant sur le « PHILUTÉRUS » adapté au tuyau du Bock. — Au commencement de cette année j'ai fait l'observation, qu'il serait très désirable de posséder un instrument permettant au médecin ainsi qu'à la femme l'introduction de médicaments dans le vagin, instrument qui, muni à son extrémité antérieure d'ailettes flexibles, dilaterait les parties molles du vagin et faciliterait ainsi le saupoudrage des parties malades.

« Les premières difficultés de la fabrication vaincues, le « PHILUTÉRUS » actuel répond à toutes les exigences du médecin et, combiné avec le bock, peut être considéré comme un appareil parfait.

« Je peux dire avec conviction, que le PHILUTÉRUS est un bienfait pour les femmes malades.

« Je déclare en outre, que s'il était nécessaire d'ordonner l'introduction de poudres stérilisantes pour éviter la conception en égard à la santé ou que ce serait un péril pour la vie de la femme, le « PHILUTÉRUS RICHARDSE » est le plus parfait, et je l'appellerai le "Préservateur de la femme".

Strasbourg en Alsace, le 25 Août 1907. »

Signé : Dr Huter.

« Depuis un an j'emploie dans ma pratique, le « PHILUTÉRUS » et je suis très content des résultats obtenus.

« Aussi je l'ai recommandé avec les "Poudres stérilisantes" composées par RICHARDSE, dans les cas où les femmes étaient obligées de se préserver d'une conception pour une certaine durée ou pour toujours, et mon avis du mois d'Août dernier, de posséder un "Préservateur de femme" parfait, s'est complétement confirmé.

« Dans tous les cas, le succès est sûr. La poudre

composée par Richardse n'est nullement nuisible, mais ne peut avoir tous ses effets que lorsqu'elle est introduite par le *Philutérus*, car aucun des autres n'arrive à en faire une distribution parfaite. »

Strasbourg en Alsace, le 6 Avril 1907.

Signé : Dr Huter

ATTESTATIONS

« LE PHILUTERUS » combiné avec un Irrigateur a été employé par moi depuis Juillet 1907, et je le tiens pour l'Instrument le plus pratique pour la dilatation du Vagin, ou le dégagement du col de la matrice, auquel s'ajoute le saupoudrage de poudres médicinales, ou le lavage par des liquides.

« Le maniement est aussi facile pour la femme que pour le médecin, malgré la complication apparente de l'instrument. »

10 Novembre 1905.

Signé : Dr Borkhard.

« Il y a un an, mon attention fut appelée sur
« LE PHILUTERUS ».

Les avantages de cet appareil furent tellement con-
vaincants pour moi que je l'ai recommandé à mes
clientes, chaque fois que le cas s'est présenté et ceci
avec le plus grand succès. »

« Je ne crois pas éxagérer si j'affirme que l'appareil dans sa forme maniable peut être regardé comme l'idéal d'un « PHILUTÉRUS.

18 Septembre 1907.

Signé : D' SOBERSKY, médecin praticien.

Par ces présentes je vous confirme volontiers que
j'ai employé votre « PHILUTERUS » depuis 2 ans,
et pendant tout ce temps il a répondu entièrement
à son but. »

18 Septembre 1907.   Signé : D' F...

PRIX

Disons tout de suite que le PHILUTERUS étant inusable peut servir indéfiniment.

L'achat de l'appareil constitue donc une dépense unique que l'on n'a pas besoin de renouveler.

Il n'en est pas de même de la **POUDRE** qui, naturellement, doit être renouvelée, mais la Boîte qui contient plus de **20** doses n'est vendue que cinq francs.

Les prix sont ainsi établis :

PHILUTERUS ailettes mobiles, avec une BOITE DE POUDRE, la pièce : **30 fr.**

PHILUTERUS seul....,................,.	**20 f.**
POUDRE ,..,,...... ......,....	**5 f.**
POIRES à insufflation.......	**5 f.**
Ensemble appareil complet............,...	**30 f.**

INJECTEUR	simple	**8 f.**
à jet continu	double	**12 f.**

Nota. — Il se trouve dans le commerce des appareils ayant la prétention de remplacer le Philuterus.

Nous prévenons nos lecteurs que ces appareils sont fragiles est par conséquent dangereux sans donner aucune certitude de sécurité.

Le Philuterus seul est inusable et préserve infailliblement.

PRÉSERVATIFS POUR HOMMES

Le *TUBE ANTIDOTE* a été créé pour remplacer les préservatifs, mais il n'est pas moins certain que plusieurs de nos clients continueront à se servir comme par le passé de préservatif en caoutchouc ou en baudruche.

Nous garantissons ceux que nous indiquons, comme étant les meilleurs qui existent, et en cela comme en toutes choses, nos lecteurs peuvent nous accorder leur confiance qui, nous leur en donnons l'assurance la plus formelle ne sera jamais déçue.

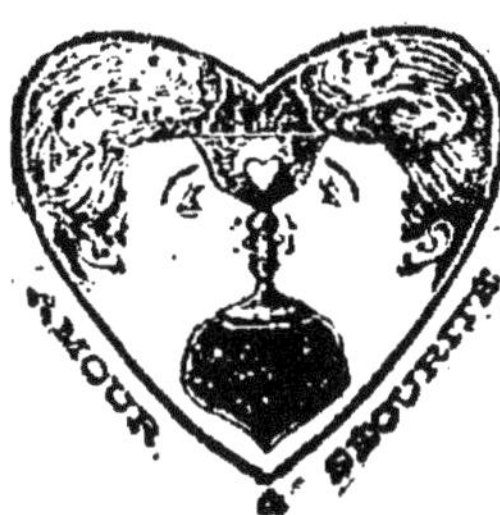

L'Indéchirable Neversplit

Buvez sans danger
à la coupe enchantée de la vie.

—o—

« L'INDÉCHIRABLE NEVERSPLIT » est contenu dans un très élégant carnet et chaque préservatif mis sous une enveloppe *ad hoc.*.

« L'INDÉCHIRABLE NEVERSPLIT » est un préservatif de tout premier choix que nous recommandons particulièrement à nos clients.

Chaque carnet contient 6 préservatifs.

Le carnet est vendu : 1 fr. 75.

« L'Inusable »

L'Inusable est un préservatif en caoutchouc qui se déroule. Malgré sa résistance lui permettant *un usage de plusieurs années*, il est d'une souplesse qui n'enlève presque rien à la sensibilité. Un bourrelet placé à sa base sert à le maintenir et à le rouler en l'enlevant.

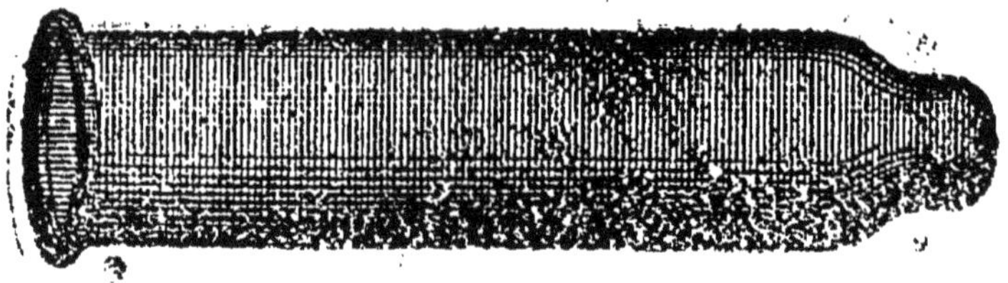

Il assure à l'homme ainsi qu'à la femme la *sécurité la plus complète et la plus absolue*. Son emploi se recommande de préférence en cas de contact douteux et suspect, et lorsque le client ne peut pas se servir du « *TUBE ANTIDOTE* ».

Avec lui l'on a rien à craindre à tous les points de vue.

Sa conservation exige qu'il soit nettoyé à l'eau ordinaire et, chaque fois, saupoudré intérieurement et extérieurement de poudre de talc ou de poudre de riz.

Prix **3** francs pièce.

Mis en carnet : **3 fr. 25.**

Préservatifs
Caoutchouc Ordinaire

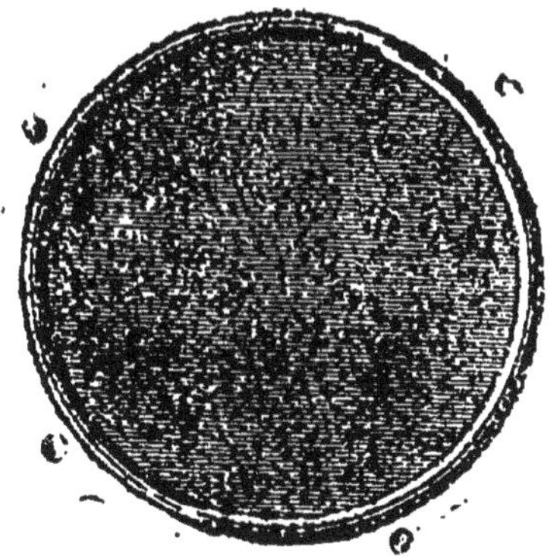

N° 1 PRÉSERVATIF teinte blanche ou rose
la douzaine. **1 fr.**

N° 2 PRÉSERVATIF teinte blanche ou rose
la douzaine.   1 fr.50

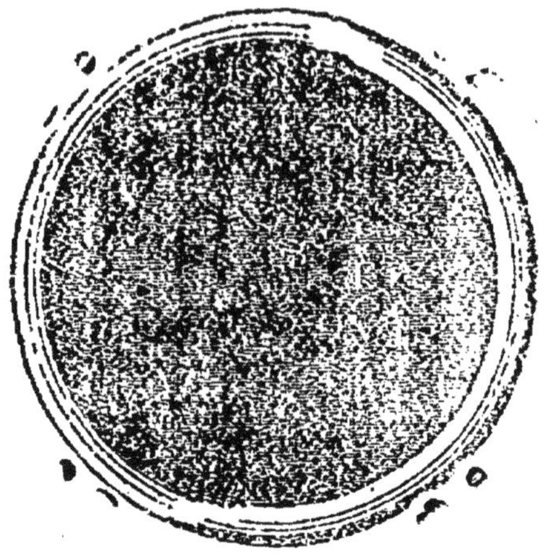

N° 2

N° 3 PRÉSERVATIF teinte blanche ou rose
la douzaine.   2 fr.

N° 4 PRÉSERVATIF teinte blanche ou rose
la douzaine. 2 fr. 75

N° 5 PRÉSERVATIF teinte blanche ou rose
la douzaine.   3 fr.

Bonnet fin-de-siècle

Le bonnet fin-de-siècle est un préservatif qui ne recouvre que
l'extrémité : Un rebord élastique le maintient en position.

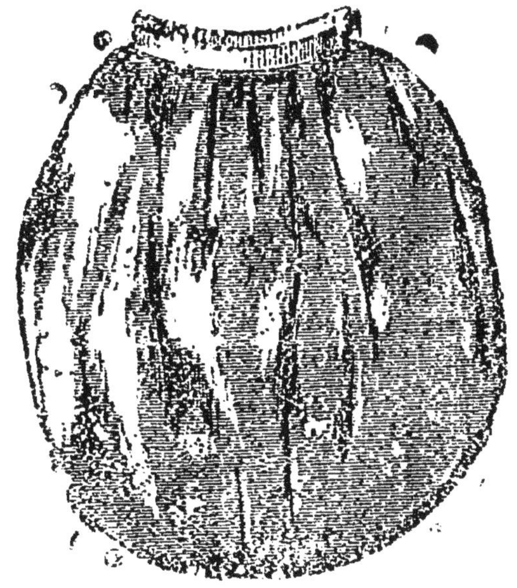

La pièce, 0 fr. 25. — La douzaine, 2 fr.

Préservatif à réservoir

Ce préservatif se déroule comme le préservatif ordinaire, mais
il a l'avantage d'être muni à son extrémité d'une poche dans laquelle se loge la semence et d'éviter ainsi les engorgements et les
fatigues qu'occasionnent les préservatifs ordinaires lesquels en

fermant le meat urinaire retiennent le liquide dans le canal de l'u-
rhêtre, (voir fig. ci-après).

La douzaine, 3 fr.

✻✻✻

Les Préservatifs dont les prix suivent sont de Qualité supérieure à ceux livrés d'ordinaire dans le commerce. Nous nous
sommes appliqués à réunir ces trois qualités essentielles : ELASTI-
CITÉ, FINESSE et SOLIDITÉ.

Préservatifs en Caoutchouc sole sans soudure. — Qualité supérieure

la douz.
PRÉSERVATIF teinte blanche .... 3 fr. 00
» » orange .... 3 fr. 00

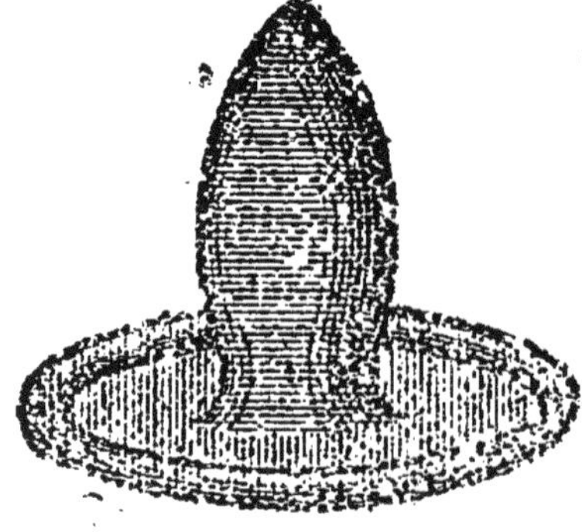

teinte orange à
réservoir .... 4 fr. 00

PRÉSERVATIF teinte blanche, bout
rose renforcé.   5 fr. 00

RECOMMANDÉS

PRÉSERVATIF teinte beige, imitation
peau de crocodile . . . . . 10 fr. 00

PRÉSERVATIF teinte imitat. peau crocodile et à réservoir. . . . . . . 12 fr. 00

Nous livrons nos préservatifs caoutchouc
soie sans soudure dans les boîtes fantaisies.
Prix des boîtes : 0 fr. 50

Préservatifs en Baudruche (Incassables)

Baudruche blanche, toutes grandeurs, qual. ordinaire 2 fr. 50 la douz. Les 6 douzaines. 13 fr. »

Baudruche blanche, toutes grandeurs, demi-fins.
3 fr. la douzaire. Les 6 douzaines. 15 fr. »

Baudruche blanche, toutes grandeurs, fins. 4 fr.
la douz. Les 6 douzaines. 20 fr. »

Baudruche blanche, recommandés, très-fins. 5 fr.
la douzaine. Les 6 douzaines. 25 fr. »

Baudruche blanche, recommandés, forts. 6 fr.
la douz. Les 6 douzaines. 30 fr. »

Baudruche blanche, qualité supérieure, extra. 8 fr.
la douzaine. Les 6 douzaines. 40 fr.

Baudruche blanche, recommandés, extra-fins. 10 fr.
la douzaine. Les 6 douzaines. 50 fr. »

Ces préservatifs ne peuvent être roulés en rond comme ceux en
caoutchouc, ils sont donc livrés pliés en long, mais les grandeurs correspondent absolument aux autres. Le client n'a donc
qu'à nous indiquer la qualité de la baudruche qu'il désire et
comme taille, l'une des 4 grandeurs de ceux en caoutchouc.

Ces préservatifs en baudruche ont l'avantage de ne presqu pas
opprimer la sensibilité de l'épiderme, mais il faut prendre pour
cela des qualités supérieures de 5, 6, 8 ou 10 francs.

Nous recommandons tout spécialement notre qualité d'extra-
fins à 10 francs la douzaine. D'une solidité absolument garan-

tie, ces préservatifs s'adaptent admirablement et leur finesse est telle que l'on ne s'aperçoit même pas que l'on a un préservatif.

Mode d'emploi. — Couvrir l'organe et mouiller légèrement la baudruche pour qu'elle adhère bien. Il faut avoir soin de choisir toujours la baudruche un peu plus grande que la taille de l'organe, car elle se rétrécit beaucoup en la mouillant.

Avant Mariage

Rien n'est plus moral que d'assurer le bonheur conjugal et c'est ce bonheur que nous assurons à toutes celles que tourmentent des inquiétudes motivées.

Éviter les déceptions, faire naître la confiance c'est protéger l'amour et la famille.

Nous répondons discrètement à toute demande de renseignements sur le seul moyen de reconstituer l'état des organes et de donner l'apparence de la réalité par notre Méthode Virginale.

Bourrelet Protecteur

La femme a parfois à souffrir dans ses rapprochements pour des raisons que ce Bourrelet fait disparaître.

Une trop grande pénétration provoque toutes sortes d'accidents tels que descente de matrice, qu'il est indispensable d'éviter avec le *Bourrelet*.

Prix : Cinq francs

Muselière de Chasteté

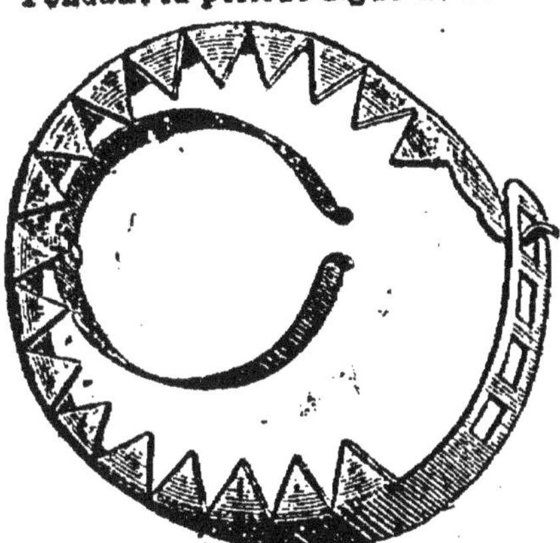

Pendant la période aigüe de la Blennoraghie, les érections sont extrêmement douloureuses. Cet appareil les empêche de se produire. Il est en outre indispensable à tous ceux qui font vœu de chasteté ou qui ont des pollutions nocturnes involontaires et par cela même très déprimantes.

Prix : **5 fr**

Dilatateur vaginal

Les rapports conjugaux sont parfois rendus impossibles par suite de la disproportion des organes sexuels.

Les organes trop étroits nécessitent parfois des dilatateurs artificiels pour éviter des accidents ou des douleurs intolérables. — Nous fabriquons sur commande d'un

DILATATEURS PNEUMATIQUES permettant des dilatations progressives parfaitement indolores.

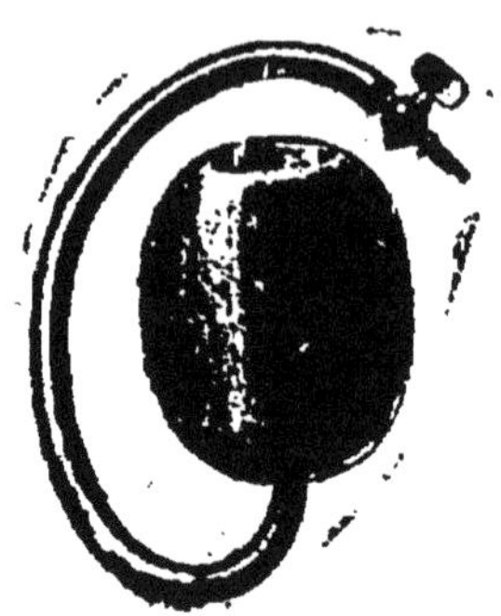

Leur emploi est souvent indispensable, mais toujours
conseillé par la sagesse et la prudence pour éviter toute
brutalité dont les conséquences d'ordres divers sont dé-
sastreuses.

Prix du Dilatateur avec Pompe pneumatique : **25 francs.**

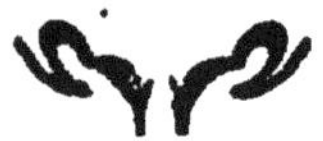

TABLE DES MATIÈRES

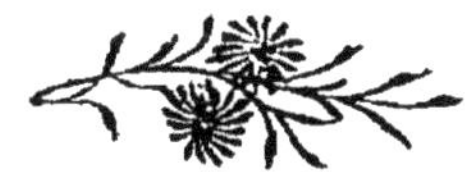

CATALOGUE

DE

LIBRAIRIE

Comptoir de Librairie

DES GRANDS MAGASINS

AUX GALERIES LAFERRIÈRE

17, Rue Laferrière, 17,

PARIS

—

1911

AVIS IMPORTANT

La Direction des Grands Magasins *Aux Galeries Laferrière* à l'honneur de prévenir sa Clientèle que les Catalogues Généraux de la Maison renferment des collections d'articles extrêmement intéressants.

Les Lecteurs de cet extrait du Rayon de Librairie, qui ne seraient pas en possession des Catalogues Généraux, sont priés de les demander. Ils y trouveront des détails utiles et précieux sur tous les rayons suivants :

Hygiène, Toilette, Parfums.
Accessoires de Pharmacie, Médecine, Chirurgie, Chimie.
Préservatifs en tous genres, incassables et inusables.
Appareils et Accessoires de Photographie.
Optique Acoustique, Phonographes, Horlogerie, Bijouterie.
Librairie Mondaine, Scientifique, Littéraire et Artistique.
Photographies d'Art, Architecture, Sculpture, Peinture, Cartes postales illustrées.
Peintures à l'huile, Pastels, Aquarelles.

Toutes les personnes soucieuses de leurs intérêts doivent posséder ces Documents, donnant la nomenclature des Marchandises, de qualités exceptionnelles, vendues à des prix de bon marché défiant toute concurrence.

DOCTOR BRENNUS

Le plus célèbre Ouvrage et le plus grand Succès du siècle

> Que la prudence pénètre dans les ménages
> et préside à l'établissement de chaque famille
> et l'on n'aura plus à s'inquiéter de l'humanité.
> ROSSI.

Amour et Sécurité

Ouvrage unique et sans précédent

POURSUIVI EN COURS D'ASSISES A PARIS

PRIX : 5 francs.

CENT VINGTIÈÈME DITION,

Cet ouvrage, *unique et sans précédent*, enseigne les moyens en procédés **sûrs, infaillibles, commodes, agréables, faciles, pratiques, inoffensifs**, d'avoir à volonté et en toute circonstances des rapports sexuels, sans aucun risque, sans **aucun danger** pour la femme de devenir enceinte.

AMOUR ET SÉCURITÉ dévoile et porte à la connaissance du grand public les secrets restés jusqu'à présent le privilège de quelques races initiés.

Pénétré de cette vérité que les mariages tardifs et de moins en moins nombreux résultent de cette perspective désormais effrayante, en raison des difficultés toujours grandissantes de l'existence, d'une paternité presque immédiate et d'une nombreuse postérité, l'auteur a la conviction de les encourager, de les provoquer en entourant l'hymen, **sans nuire aux délices de la volupté,** de cette sécurité qui consiste à limiter à son gré, à sa convenance, selon son bon plaisir, le nombre de ses enfants.

Dans une étude des récentes découvertes scientifiques sur la **procréation volontaire des sexes**, il pose les règles certaines, contrôlées par l'expérience, confirmées par des résultats probants, qui permettent d'avoir à volonté des garçons ou des filles.

Aux stériles qui se consument en de vains efforts, il donne l'espérance et la joie en les initiant aux secrets de la **fécondation artificielle.**

Dans une étude complète des maladies vénériennes, il apprend à reconnaître les signes et les symptômes révélateurs de leur présence et en indiquant comment on peut s'armer contre les atteintes perfides et infectieuses de la contagion, il donne la *certitude* de la *prévoir* et de *l'éviter.* Dans un chapitre précis, clair et pratique, il enseigne les meilleurs moyens de les guérir rapidement et sûrement.

Ce chapitre sur le traitement scientifique et rationnel des maladies secrètes, traitement que l'on suit dans tous les dans les hôpitaux qui se sont spécialisés dans cette partie de la médecine ; ce chapitre qui permettra à tous les malades de se guérir eux mêmes surement et rapidement est illustré de 16 gravures en couleur des organes sexuels porteurs des diverses maladies intimes qu'il s'agit de guérir.

« Douze recettes utiles et intimes » et quelques « secrets d'alcôve » complètent et parfont ce volume admirable, unique, qui réalise une véritable innovation.

Il assure à tous, dans l'accomplissement da l'acte le plus désirable, le plus impérieux, le plus légitime de la vie, le quiétude, la tranquillité, la sécurité

AMOUR ET SÉCURITÉ se recommande seul, parce qu'il est **utile, nécessaire, indispensable.**

Poursivi en cour d'assises et acquitté, cet ouvrage, en dépit des violentes polémiques, qu'il a soulevées, est aussi légal qu'instructif, si bien qu'il est indispesable à la jounesse des deux sexes et que sa place est toute indiquée dans les corbeilles de mariage.

Paris intime et mystérieux

Guide Complet des Plaisirs
A PARIS

Si notre belle Capitale est la grande hospitalière par excellence, elle est aussi la grande discrète, jalouse de ses plaisirs intimes, énigmatique comme le Sphinx, et bien puissant sera l'étranger qui, sans fil d'Ariane, parviendra à pénétrer en les mystérieux détours du vaste labyrinthe.

C'est donc ce fil d'Ariane, que nous venons mettre entre vos mains. Guide pratique et sûr, à l'aide duquel vous connaîtrez enfin ce Paris curieux, ce Paris de plaisirs dont les légendes étranges étaient parvenues jusqu'à vous, mais entourées de vagues ténèbres avec, au fond, la teinte douce du rêve.

Ce Guide vous fera connaître les bas-fonds ignorés de la Capitale ;

Sachez en profiter comme il convient et puissent des souvenirs pleins de regrets se presser en vous, lorsque, quittant enfin PARIS, vous suivrez de loin la grande ville qui, peu à peu, disparaîtra dans la brume du soir ! Prix : 3 fr. 50

COMPTOIR DE LIBRAIRIE, 17, RUE LAFERRIÈRE, PARIS

DOCTOR BRENNUS

Traité de l'Incontinence Spasmodique

L'ACTE BREF

La finale prématurée du plaisir est une déception préjudiciable à l'harmonie conjugale dont voici le remède.

S'il est exact que le mariage soit de tous les actes de la vie le plus beau, il est aussi le plus grave et de lui dépend toujours le bonheur ou le malheur de l'avenir.

Nous désirons vivement, lecteurs et lectrices, et nous espérons qu'aucun nuage ne viendra jamais troubler la douce sérénité de votre union, et, dans ce but, nous avons décidé de vous apporter la bonne nouvelle de l'apparition récente d'un ouvrage considérable, quant à son enseignement, dont la lecture s'impose à tout homme soucieux de son bonheur conjugal.

Quelque délicate que soit la présentation de ce chef d'œuvre sans précédent, nous n'hésitons pas à vous le faire connaître sans réticence, attendu que nous adressant, évidemment, à un homme dont la plus douce préoccupation est de donner à sa femme autant de bonheur qu'il entend lui témoigner d'amour, nous savons d'avance aller au devant de vos désirs sans choquer aucun de vos sentiments.

Le livre que nous présentons à pour titre L'ACTE BREF (traité de l'incontinence spasmodique) et l'auteur l'énonce tout entier dans cette simple maxime qui lui sert de préambule : « La finale prématurée du plaisir est une déception préjudiciable à l'harmonie conjugale dont voici le remède » :

Il s'agit là d'une question beaucoup plus importante qu'on ne le pense tout d'abord et nous osons même dire que c'est une question sociale qui intéresse à la fois la famille et la société.

Quoi que se rapportant à l'une des fonctions les plus essentielles de la vie humaine, à celle qui assure l'existence de toutes les autres et de laquelle dépend la conservation de l'espèce. « L'ACTE BREF » ou incontinence spasmodique est une question qui n'avait encore jamais été traitée et son remède précis pour la première fois vient d'être trouvé.

« L'ACTE BREF », plus fréquent qu'on ne le saurait croire, est une véritable infirmité qui, d'une part, cause de successives et invariables déceptions, et, d'autre part, fait le désespoir de ceux qui en sont personnellement atteints.

La privation continue des légitimes satisfactions de la vie que des *terminaisons prématurées* ne permettent pas d'atteindre, désagrège petit à petit les liens d'affection pour aboutir souvent à la désunion complète, à la séparation, au divorce.

On doit à la femme ce respect d'amour de n'en pas faire un instrument passif ; nul plaisir, sinon partagé. Un médecin catholique de Lyon, professeur autorisé, dans un livre populaire de cette année, émet cette opinion grave que le fléau qui décime les femmes tient surtout à ce que, même mariées, la plupart sont veuves. Solitaire dans le plaisir, l'égoïste impatience de l'homme ne veut que pour soi-même et ne veut qu'un moment, n'éveille l'émotion que pour la laisser avorter. Commencer, et toujours en vain, c'est défier la maladie, irriter le corps, sécher l'âme.

La femme subit cela, mais elle est triste, ironique, et son aigreur altère son sang. Sauf quelques paroles d'affaires, plus de société ; au fond, plus de mariage. Il n'est réel que dans une culture régulière de ce devoir du cœur, dans la communauté des émotions salutaires qui renouvellent la vie. Qu'elle manque et les époux s'éloignent, se déshabituent l'un de l'autre. Plaignons l'enfant, car la famille se dissout. Est ce à dire que l'homme soit heureux du court plaisir forcé qu'il prend sur la glace et le marbre ? il n'en emporte que le regret.

Cette constatation navrante tient au manque systématique d'éducation sexuelle. La femme qui ne « goûte pas la volupté ne la donne aussi que bien vague et bien amoindrie ». L'amour est un art « que quelques-uns devinent, mais que la plupart doivent apprendre ».

Ce traité enseigne cet art et divulgue le remède.

Il s'agissait, en effet, de trouver un remède qui fut capable, *sans nuire à l'état qui permet l'action*, d'empêcher la contraction spasmodique, au moment précis où, sous l'influence de l'irritabilité sexuelle, elle s'annonce par la perception subite d'une sensation très spéciale et indéfinissable.

Nos lecteurs comprendront aisément que s'il est facile d'interrompre aussi utilement, en temps opportun, le cours précipité des fonctions organiques, il est possible d'en retarder à volonté la terminaison et, par conséquent, de *prolonger à volonté la durée* de l'action.

Tel est le secret, à la fois théorique et pratique, que divulgue cet ouvrage : « L'ACTE BREF », que nous avons le plaisir de présenter à nos lecteurs.

Ce livre a l'exceptionnel avantage d'intéresser tout le monde, non seulement parce que nul n'étant à l'abri de cette faiblesse irritable, il est important pour tous de la prévenir ou de la guérir, mais aussi parce qu'il est le dispensateur des joies et de l'harmonie conjugales.

Permettre en effet de prolonger la *durée du plaisir* aussi longtemps qu'on le désire et pouvoir à volonté ne le terminer qu'au moment opportun est un bonheur enviable, rare, quoique désormais non pas seulement possible, mais facile à ceux qui connaissent les secrets qu'enseigne « L'ACTE BREF ».

Quelle que soit du reste pour vous la brièveté plus ou moins accentuée de l'acte, elle n'en est assurément pas moins limitée à une durée qui ne dépend pas de votre désir, et il est de la plus haute importance que vous puissiez, à volonté, en retarder la finale jusqu'à ce que le bonheur de votre épouse autant que le vôtre soit parfait.

Étant donné l'importance capitale d'un pareil ouvrage, nous avons la ferme conviction de vous être à la fois utiles et agréables en vous le recommandant chaleureusement.

La prix du volume est de : *Cinq Francs*.

Les mandats, bons ou timbres-poste sont reçus en paiement.

DOCTEUR TARDIEU

DE L'AVORTEMENT

Ouvrage sans précédent à l'usage des Médecins, Sages-Femmes et Gens du Monde

NOUVELLE ÉDITION, Prix : 5 francs

Franco par la poste : 5 fr. 75

Cet ouvrage se dispense de commentaires.

En le publiant, nous croyons satisfaire l'immense désir d'apprendre et de savoir qui tente et préoccupe toutes les imaginations.

L'accouchement provoqué, c'est-à dire l'avortement, est, en effet, un sujet qui intéresse au plus haut point les gens de l'art et le corps médical tout entier.

Nous espérons être à la fois utiles et agréables en présentant un ouvrage spécial très documenté sur cette matière.

Nous croyons également nous rendre utiles aux malheureuses qu'ont flétri, aux yeux de la société, de coupables séductions, ainsi qu'aux familles éplorées qu'aveuglent souvent la honte et le désespoir. Leur faire connaître les dangers auxquels ils sont tentés de s'exposer et les en préserver est évidemment accomplir un acte méritoire.

Et quand enfin le calme aura fait place à l'affolement, de tous les cœurs s'élèvera pour nous un sentiment de reconnaissance.

C'est dans cette conviction, ainsi qu'avec le sentiment du devoir accompli, que nous offrons au corps médical et au public l'ouvrage que tout le monde consultera avec grand profit et satisfaction.

Tous nos envois sont faits avec soin et à l'abri des indiscrétions.

L'ouvrage est expédié franco par la poste contre la somme de *cinq francs en bon*, mandat ou timbre-poste.

Les frais de contre-remboursement sont à la charge des clients.

Extrait de la Table des Matières

Avant-propos. — Des moyens indirects employés pour préparer ou produire l'avortement. — Des substances abortives. — Des moyens directs employés pour procurer l'avortement. — Des effets immédiats et consécutifs des manœuvres. — Mécanisme de la conception. — Signes de la grossesse, etc., etc.

Ultimes Secrets
d'Alcôve et de Beauté

Mesdames,

Nous croyons vous être agréables en venant porter à votre connaissance quelques conseils que vous aurez à suivre si vous voulez que la douce félicité que vous entrevoyez dans l'avenir devienne une réalité certaine et durable.

De tous les actes de la vie, le mariage, surtout pour la femme, est de beaucoup le plus important. De lui, dépend souvent, le bonheur ou le malheur définitif et il importe au plus haut point de ne rien négliger pour que seul le bonheur pénètre avec les époux dans la vie conjugale.

Les incompatibilités d'humeur que l'on invoque souvent ont des causes multiples, mystérieuses en apparence et ignorées des profanes, mais que connaissent bien les psychologues avertis, qu'ont initié les leçons de l'expérience.

Les époux eux-mêmes, que l'intimité du mariage a désunis et que choque ensuite une inconsciente aversion, en ignorent souvent la source profonde, ne savent pas comment elle est née, mais l'ont sentie au fur et à mesure qu'elle grandissait s'imposer à leur esprit.

Eh bien ! cette aversion, cette incompatibilité d'humeur, n'ont d'autre cause initiale que l'ignorance de la femme et l'inexpérience du mari.

Nos préjugés sociaux veulent que la jeune fille soit tenue dans l'ignorance complète de son rôle de femme, comme si la connaissance de ce qu'elle est, de ce qu'elle va devenir, devait enlever quelque chose à sa candeur et tacher sa robe virginale. Isolée ainsi par cette éducation étroite, la jeune fille s'est fait de la réalité des tableaux absolument contraires à la vérité, si bien qu'au jour de l'initiation, sa chair et sa raison se révoltent.

Nous avons pris la résolution de venir remédier à cette absence complète d'éducation conjugale ; nous avons, en termes corrects, soulevé le voile mystérieux de l'hyménée, et c'est avec le sentiment du devoir accompli que nous vous informons que nos leçons sont développées dans un livre nouveau que nous avons intitulé *Ultimes Secrets d'Alcôve et de Beauté*.

Le rôle essentiel de la femme, de la jeune femme surtout, est de séduire et de toujours plaire, de plaire à chaque instant de la vie.

Il ne suffit pas, nous dirons même qu'il ne suffit jamais d'être belle, attendu que l'accoutumance efface l'attirance qu'exerce la seule beauté. Les exemples de femmes belles et délaissées au profit de rivales médiocres ou laides en apparence sont innombrables. C'est que la grâce, mais surtout le parfum de la chair, les minuties de la toilette l'art changeant et sans cesse tentateur de la mise en scène conjugale sont autrement puissants, autrement affolants, autrement triomphateurs.

Autant que l'homme, sinon plus, la femme a besoin de savoir le comment et le pourquoi des choses.

Notre ouvrage « *Ultimes Secrets d'Alcôve et de Beauté* » sera votre initiateur ; il sera votre livre de chevet, il sera votre confident avisé des confidences exquises, votre bréviaire profane, votre livre d'heures des heures conjugales.

Lisez-le comme il convient, lentement, à petites gorgées, pour que chacune de ses leçons, pour que chacun de ses conseils se grave bien dans votre esprit car vous aurez appris, avec les secrets de l'alcôve, tous les autres secrets de toute la beauté.

Prix : Cinq francs

Manuel pratique d'Utérothérapie

Envoi franco du **Manuel pratique**, par la poste sous pli fermé, contre **1 fr. 50** en mandat, bon ou timbre-poste.

El-Ktab des Lois Secrètes de l'Amour
THÉOLOGIE MUSULMANE

Traduction mise en ordre et commentaire du Dr Paul de Régla.
Nouvelle édition entièrement revue et considérablement augmentée.

Un volume in-16 de 325 pages — 3 fr.50.

L'Eglise et l'Amour

D'après les apôtres, les Pères de l'Eglise, les théologiens, les canonistes et les confesseurs, par le Dr Paul de Régla.

Un volume In-16 — 3 fr. 50.

L'Eglise et le Mariage

Suivant les apôtres, les Pères de l'Eglise, les théologiens et les confesseurs, par le Dr Paul de Régla.

Un volume in-16 — 3 fr. 50.

Théologie Amoureuse des Peuples d'Occident
Morale matrimoniale par un ancien chanoine.

Un volume in-8 raisin, 408 pages — 6 fr.

Le Prem-Sagar, Océan d'Amour
THÉOLOGIE D'AMOUR

Un volume in-8 raisin de 400 pages — 6 fr.

DOCTOR BRENNUS

Le Tout-Savoir Conjugal
Les Secrets de la Vie et l'Éducation Sexuelle

*Le bonheur conjugal est fait d'amour,
d'espérance, de pratique et de science.*

Dans le *Journal* du 29 septembre, Victor Marguerite écrivait :

Doit-on le dire ?

— Quoi ?

— Le secret de la vie...

Oui, doit-on les dire aux jeunes filles, ces mystérieuses choses que la plupart des mamans leur cachent jusqu'au seuil de la nuit de noces où, brusquement, brutalement parfois, l'ignorance se déchire ? La question, posée par une pièce récente, touche au plus grave et au plus délicat problème de l'éducation féminine.

Ou plutôt, de l'éducation, tout court. Car aux jeunes gens mêmes, trop de réticences, trop de cachotteries sont faites. Dans bien des écoles, les manuels d'anatomie sont muets sur ce chapitre. On a retranché de l'étude de notre organisme, ce tout admirable, une part essentielle. Mutilation qui, loin de supprimer, souligne, enveloppe d'une ombre attirante et malsaine...

O chinoiserie ! Ce qui est licite, ce qui apparaît naturel, en botanique, devient soudain pernicieux, en physiologie ! Pourquoi ? Par quel cocasse non sens ? On apprend aux plus innocentes pudeurs, et dans toute la beauté du détail scientifique, la fécondation de la fleur. Mais la génération humaine, ah ! fi !... ce merveilleux mécanisme, cette loi splendide de la nature, cette raison d'être de l'existence, on les recouvre d'un complet silence, on jette un voile, on passe...

Et cependant les enfants sont là, vivants, nous entourent de leurs miraculeuses et si simples petites présences. La rue, les champs, la terre, le ciel, sont pleins du spectacle incessant de l'amour. Les animaux s'unissent. Le monde déroule son frémissant exemple. Tout parle à l'imagination et aux sens que la puberté tourmente. Tout éveille ces âmes de jeunes filles et de jeunes gens, la mère, le père de demain.

Quantité de parents n'en croiraient pourtant pas moins manquer à leurs devoirs en instruisant franchement leurs filles, voire leurs fils, de ce que tout crie, même et surtout le silence ; de ce que tout révèle, même et surtout la dissimulation...

Qu'arrive-t-il ? On espère éviter un danger ; on en crée un autre plus redoutable. Vous pensez préserver ? Point, vous contaminez. Faute d'avertir, on pervertit. La curiosité surexcitée se donne carrière. Au lieu de bien, de sainement apprendre, dans le purifiant esprit de la science, l'adolescent, l'adolescente, mal déniaisés, s'emplissent d'idées fausses. A tâtons, au hasard d'une conversation surprise, d'une image saisie au vol, d'intuitions souvent absurdes, ils se forgent, des choses de la chair, une conception erronée, où mysticisme et dépravation voisinent, où rien de la vraie vie n'apparaît sous son vrai jour.

Que d'existences dévoyées, par ce mauvais aiguillage initial ! C'est pour la femme surtout qu'un tel système d'éducation est périlleux, fertile en déconvenues et en désespoirs. On a fait d'elles des sentimentales, des romanesques, de jolis êtres d'exception et d'inutilité. Elles attendent tout de l'inconnu, elles sont assoiffées d'un trouble amour qu'elles ont paré des prestiges imprécis du mirage de leurs rêves. Le mari vient et le malentendu commence. Combien de divorces nés à la première nuit !

Conscientes de leur mission, enseignée avec mesure, avec simplicité, hors de la vieille hypocrisie traditionnelle, ainsi qu'elles auraient dû et pu facilement l'être, voilà, au contraire, des intelligences, de la résignation préparées. Et que l'on ne vienne point parler de déveloutage, de grâce féminine perdue, de pudeur froissée. La science apporte avec elle une grande clarté, vivifiante et nette. La science est chaste.

Vraiment, si l'on met en parallèle les inconvénients et les avantages des deux systèmes d'éducation — celle d'hier et celle de demain, — comment n'être pas frappé de l'évidente supériorité de celle-ci, la franche, la propre, la scientifique, pour tout dire d'un mot !

Nous réclamons, pour protéger la plus faible, trop souvent victime d'une société dure, faite par l'égoïsme du plus fort, des lois nouvelles. Beaucoup de bons esprits pensent que la séduction devrait être condamnée, comme en Angleterre ; que l'abandon, avec l'enfant, devrait relever de la loi pénale ; que la recherche de la paternité s'impose, qu'il faut bien vite combler cette lacune inique du Code. Et sans doute, tout cela sera juste.

Mais tout cela serait rendu à demi inutile si, à l'antique façon d'élever nos filles, nous commencions à substituer, résolument, la moderne. On les jugeait naguère, on les juge encore suffisamment instruites aujourd'hui, « pourvu que la capacité de leur esprit se hausse à connaître un pourpoint d'avec un « haut-de-chausse ». Des servantes-maîtresses, tel était et tel demeure, somme toute, — en dépit du grand mouvement féministe, — l'idéal courant. L'immense multiplicité et l'énorme multiplication des professions féministes, cette cruelle nécessité du labeur féminin l'ouverture des lycées et collèges de jeunes filles, n'ont point encore réussi à modifier ce concept bourgeois.

Eh bien, ne croit-on pas que bien des fautes, pourvoyeuse du trottoir, seraient évitées si un peu beaucoup, passionnément plus de logique et de lumière, entraient dans l'éducation de la jeune fille française ? Le sournois silence, la dissimulation soi-disant décente, ne travaillent, en fin de compte, que pour les tribunaux, section du divorce et de l'infanticide.

Elevez, au contraire, la jeune fille, au double sens du mot, par l'entière connaissance de son rôle de femme, de mère, de nourrice. Donnez-lui le plein orgueil de ce grand devoir matériel et moral. Dites-lui que l'union de l'homme et de la femme est une chose grave et sainte, qu'il n'y a rien de plus noble, de plus beau, que de créer de petits êtres qui, à leur tour, transmettront le flambeau. Et vous pouvez être sûr que cette jeune fille, sachant ce qu'elle fait quand elle se donne, se donnera moins légèrement, et quand elle se sera donnée, qu'elle ne rougira pas des conséquences.

Autant de chutes au ruisseau de moins, et autant de moins de ces tristes crimes qui viennent tarir encore la faible natalité de la race. Autant de moins de ces meurtres innombrables, punis ou impunis, auxquels s'abandonnent tant de mères affolées ; avortements, ou pis, l'intrus, cette pauvre chair irresponsable, cet humble tas de vie qu'on jette aux fosses d'aisances ou qu'on étouffe sous l'oreiller...

— Mais, dira-t-on, vous nous la bâillez belle ! Il il n'y a pas tant de niaises que cela. L'ignorance, la douce ignorance de nos mères, n'est plus qu'un mythe. On est infiniment plus moderne que vous ne le pensez. La demi-vierge abonde, et quant à l'entière, voyons, c'est l'oiseau rare.

— Soit ! Beaucoup de nos filles en savent trop, si beaucoup n'en savent pas assez. Mal égal et cause identique. C'est d'avoir appris par bribes, en chuchotements, — oh ! les dictionnaires fébrilement feuilletés en cachette, les questions et les confidences d'amies ! — qu'on a mal appris. Le vieux mensonge et la vieille hypocrisie ont fourni ce joli résultat : l'attrait du fruit défendu, le goût du vice. L'instinct comprimé a pris sa revanche. Et c'est ainsi qu'au lieu de la liberté féconde, avec ses responsabilités fières, vous avez la morne et stérile licence.

— Conclusion ?

— On ne fait pas d'omelette sans casser d'œufs. Toute transition est une crise. Celle d'aujourd'hui passera. Sur l'âme de la jeune fille, sur le page blanche, au lieu de laisser planer, comme les éducatrices d'hier, une ombre louche, les éducatrices de demain inscriront les mots de foi et de santé, les clairs mots qui assainiront, purifieront... Il y a bien une hygiène pratique, dont personne ne songe à nier le bienfait. Pourquoi n'y aurait-il pas une hygiène morale ?

Victor Margueritte.

Nous avons voulu combler cette lacune en publiant LE TOUT-SAVOIR CONJUGAL. Cet ouvrage est une véritable encyclique, il est le livre de chevet des jeunes mariés.

Prix : 5 francs

PETIT TRAITÉ DE CORRESPONDANCE SECRÈTE

Les moyens pratiques de correspondre sans que personne puisse violer le secret de la correspondance, même dans les cas où des indiscrets prendraient connaissance des lettres qui, pour eux, n'auraient aucune signification.
Prix : 1 fr. 50

Les Billets Doux & l'Art d'Aimer

Le titre de cet ouvrage explique son enseignement ; il contient : de précieuses études sur l'amour et les causes sous l'influence desquelles il se développe. L'amour procréateur, l'amour sensuel, l'amour métaphysique.

— La psychologie de divers états d'âme qu'il provoque chez l'homme et chez la femme. Comment et pourquoi il trouble l'homme et laisse à la femme la plénitude de ses facultés morales.

— Les moyens de dominer et de vaincre le trouble que procurent les premières rencontres et de rester en toutes circonstances maître de soi.

— Les compliments de bon goût et l'attitude que doivent observer l'homme et la femme dans les premiers tête à tête.

— Plusieurs exemples d'entretiens spirituels qui tranchent sur la banalité habituelle.

Ovide en avait fait un poème ; Armand Sylvestre en fit plus tard un badinage. Cette fois, voici un guide pratique. Ovide est surpassé, ce livre vaut un poème par la forme, en outre il est précieux par son indication. L'agréable, mais l'utile.

Don Juan raconte, explique, professe, et dans la nuit parsemée de langoureuses blancheurs, dans les ténèbres énamourées qui se dissipent, sur la lyre encore frissonnante du vieux poète latin, il hante. Et des femmes, des femmes attendries, aux yeux, aux lèvres suppliantes, des femmes passent. Ovide rythme un désir, que Don Juan exprime en gestes précis et heureux. Armand Sylvestre conte de galantes aventures passées, et sourit comme un vieux faune figé dans l'ombre fraîche d'un fond de parc.

Ce livre est une sorte d'encyclopédie amoureuse. Il est un manuel. Il est un reliquaire. Depuis le premier sourire qui s'éveille et s'éclaircit, jusqu'aux floraisons puissantes et chaudes et réjouies de l'amour qui éclate et splendit : l'amour éclair, l'amour volcan, l'amour soleil.

C'est l'amour dans l'histoire, ce sont des histoires d'amour : c'est l'histoire de l'amour.

Les *Billets doux et l'Art d'aimer* sont une cour d'amour que consultent avec profit les mondains les mieux exercés aux pratiques de la vie et les profanes que n'ont pas encore éclairés les lumières radieuses que l'amour allume dans tous les cœurs.

Aux uns, cet ouvrage démontre les erreurs commises et les causes des insuccès ; aux autres il ouvre les portes de l'espérance peuplée de promesses tentantes et de joies infinies.

De superbes illustrations appuient les conseils par l'exemple.

Prix : 3 francs.

Les Philtres Magiques

Triomphateurs de l'Amour et de la Femme

Le seul ouvrage publiant les SECRETS, jusqu'alors ignorés du public, des véritables Philtres d'Amour. Prix : 3 fr. 50.

Le Seigneur dit : « *Croissez et multipliez* », et pour nous y obliger, il mit en nos cœurs l'impérieux, l'irrésistible besoin d'aimer.

Tous nos goûts, nos désirs, toutes nos constantes préoccupations ont l'amour pour objectif.

L'amour est fait de la conjonction des âmes et des corps sous l'influence convergente, vers le même but, des volontés et des désirs, de l'homme et de la femme.

A ceux ou celles qui n'ont pas le don de plaire et de captiver.

A ceux ou celles qui balbutient sous l'influence d'une grosse émotion et qui voient s'éloigner ainsi le plus cher objet de leur convoitise.

A vous tous qui aimez et qui voulez en retour être également aimés, nous offrons les moyens secrets et infaillibles de faire naître à votre profit l'amour le plus intense.

C'est la victoire et le triomphe de l'amour sous l'influence des puissances attractives du plan astral.

Pendant de nombreuses années, des esprits forts ou soi-disant tels, s'entêtèrent à constater l'influence des influences occultes et magiques. De récentes et fantastiques découvertes ont ébranlé la forteresse de négation derrière laquelle ils se retranchaient. Le monde, en effet, est peuplé de forces invisibles impalpables, dont l'étude, quant à leur essence, est inaccessible à nos facultés, mais dont l'existence est démontrée par l'observation, par l'expérience, et par les manifestations constantes qu'elles exercent sur nos sens et sur notre volonté.

Ces forces complètement rebelles à l'action du profane sont un puissant instrument de domination entre les mains de ceux qui connaissent le *Césame ouvre-toi* de la magie.

Ainsi que le fluide aimanté, l'électricité, le magnétisme animal, dont la science officielle a proclamé la puissance et les vertus, les forces déterminantes de l'occultisme se peuvent concentrer dans divers objets qui leur servent de récipient et desquels elles se dégagent lentement pour exercer leur pouvoir mystérieux et produire l'effet pour lequel elles ont été destinées. De là résulte l'efficacité magique des philtres d'amour et des pratiques envoûteuses attractives ou répulsives.

L'ouvrage que nous présentons est le plus précieux monument d'initiation aux secrets avec lesquels l'homme qui *sait* et qui *veut*, triomphe de toutes les résistances, dispose des faveurs, des volontés de l'amour ou de la haine de la personne sur laquelle s'exerce l'irrésistible force des philtres.

Sous l'influence de l'action magique il se produit une sorte d'envoûtement spécial qui domine la volonté convoitée, si bien qu'elle devient un instrument docile entre les mains de celui qui *sait* et qui *veut*. Les dames *initiées* exercent sur les hommes un pouvoir dominateur également puissant et irrésistible.

Mais il faut savoir et *vouloir*.

Eh ! bien, les secrets jalousement conservés depuis l'origine des temps par les maîtres de l'occultisme qui furent ainsi les prophètes et les apôtres des religions, sont désormais livrés au public, mais seulement à ceux qui *sauront* et qui *voudront*, parce qu'ils auront la *foi*, c'est-à-dire cette grâce mystérieuse plus forte que les volontés, plus forte que la douleur, plus forte que le monde.

C'est la source du triomphe que cet ouvrage révèle.

Dans ses pages concises et précises, il contient les matières de plusieurs volumes, attendu que tout ce qui pouvait être inutile a été soigneusement exclu.

Son enseignement se divise ainsi qu'il suit :

1° Secrets, philtres et procédés magiques et occultes pour faire naître l'amour dans le cœur de la personne convoitée.

2° Secrets, philtres et procédés magiques et occultes pour maintenir et conserver l'amour de la personne aimée.

3° Secrets, philtres et procédés magiques et occultes pour chasser de son cœur l'amour que l'on éprouve pour une personne que l'on ne veut pas aimer, pour une raison quelconque, de manière à ne plus y penser et à n'éprouver d'ennui d'aucune sorte de la rupture,

4° Secrets, philtres et procédés magiques et occultes pour détruire l'amour chez une personne qui vous aime et l'obliger à vous oublier.

5° Secrets, philtres et procédés magiques et occultes pour détruire l'amour qu'une personne éprouve pour une autre personne et rendre ainsi impossible les promesses ou les mariages projetés, etc.

Prix : 3 fr. 50

Aux GALERIES LAFERRIÈRE (Comptoir de Librairie),

17, rue Laferrière, Paris

Le Kama-Soutra, Règles de l'Amour

de Vatsyayana (morale des Brahmanes)

Traduit par E. Lamairesse, ancien ingénieur en chef des Etablissements français de l'Inde. — Un volume in-8 raisin de 3.0 pages — 6 fr.

Une heureuse Initiative

La Direction de l'*Institut Scientifique et Médical de France* a pris l'heureuse initiative de faire rechercher dans l'arsenal de la médecine ancienne et moderne et parmi les spécialités en renoms les formules et les noms de tous les *bons remèdes* **qui guérissent réellement les plus mauvaises maladies dans les cas les plus graves**. Tous ces remèdes réputés ont été réunis et publiés dans un ouvrage intitulé *La Médecine qui guérit*. Il suffit donc de consulter ce livre absolument unique et sans précédent pour trouver à côté de n'importe qu'elle maladie **l'indication du meilleur remède à employer pour obtenir une guérison certaine**. Un pareil chef d'œuvre n'avait encore jamais été publié. C'est un immense service rendu à la société que de répandre ainsi dans le public les moyens **consacrés par l'expérience et reconnus efficaces de guérir toutes les maladies** telle que notamment : *Eczémas* de toutes sortes maladies dites incurables de la *peau, dartres malignes, ulcères variqueux, hémoroïdes, cancers,* naissants, maladies *spéciales, neurasthénie, grippe et influenza, insomnie Tuberculose, constipations opiniâtres,* maladies de l'*estomac* et des *intestins, douleurs et rhumatismes, anémie* et *faiblesses générales, maux de reins,* etç. etc..

Cet ouvrage merveilleux est illustré de plus de 300 gravures dont **six planches en couleur** qui constituent un véritable Musée d'Anatomie. Dans un but de propagande essentiellement philanthropique, la direction de l'Institut a pris avec nous des arrangements pour que *La Médecine qui guérit* soit remise en prime gratuite sur un achat de marchandises s'élevant à dix francs on a défaut d'une commande s'élevant à dix francs. Le volume est expédié contre réception de o fr. 95 c. pour frais divers de port et d'expédition.

Adresser lettres et commandes au Directeur du *Comptoir de Librairie*, 17, rue Laferrière, *PARIS*.

Aux « Galeries Laferrière »

Direction : A. BAZIN

17, 17 bis, Rue Laferrière, PARIS.

(Téléphone 125-26)

ACCESSOIRES

DE

PHARMACIE

Accessoires de Pharmacie

Bandagisterie-Orthopédie

(Les Numéros des titres correspondent aux Numéros des gravures)

1. Alèze ou *drap d'hôpital.*—Lorsqu'une personne est très malade ou qu'elle vient de subir une opération chirurgicale nécessitant un repos absolu ; dans le cas également où un malade est atteint d'incontinences, il est indispensable d'employer notre appareil, avec lequel le lit n'est jamais souillé. Cet appareil, englobant toutes les parties génitales et la région fessière, permet l'écoulement des matières, sans mouvement ni incommodité.

L'appareil complet. . . . .   50 francs.

2 Anneau *contre la spermathorrhée.* — Les personnes atteintes de cette maladie décevante et qu'épuisent de trop fréquentes pollutions nocturnes ; celles qui ressentent les douleurs aiguës de la blennorrhagie cordée, doivent employer, pour éviter douleurs et pollutions, l'anneau dentelé. Au moment du coucher, l'anneau mis en place prévient et arrête tout accident et toute douleur pendant la nuit.

Cet anneau, que l'on désigne sous le nom de muselière de chasteté, est vendu 4 fr. 50 pièce (fig. page 10).

3. **Anneaux** *de dentition*, p. enfants, en os fin, la pièce. 0 fr. 15
—   —   avec sucettes, percées ou non
percées . . . . 0 fr. 25
—   —   avec sucettes mignonettes. . . 0 fr. 30

4. **Appareils** *pour lavage d'estomac.* — Les maladies d'estomac
sont aussi nombreuses que variées ; nous n'entrerons dans aucune considération scientifique sur l'analyse de leurs causes,
de leur nature et des effets déplorables qu'elles exercent.

En dehors des sensations d'aigreur et de brûlure, des im-
pressions d'angoisse inquiétante, l'estomac agit sur le cerveau
par des maux de tête et des vertiges persistants. — Un lavage
d'estomac fait disparattre instantanément douleurs, vertiges et
maux de tête.

Quelle que soit la douleur ou l'incommodité éprouvée, on
ressent, après un lavage d'estomac, un bien-être indescriptible.
ou on est complètement guéri. Le remède est radical et toujours
infaillible. Vous souffrez de l'estomac, vous avez une indiges-
tion ? Lavez-vous l'estomac et vous êtes soulagé radicalement et instantanément. Vous vous trouverez tous aussitôt très
dispos, l'esprit libre et plein d'entrain.

L'appareil complet pour le lavage d'estomac. 22 fr.
Le tube seul. . . . . 9 fr.
L'entonnoir . . . . 7 fr. 50

5 **Appareils** *contre l'Onanisme.* — **Ceintures** *de chasteté pour les
deux sexes.* — L'emploi de ces ceintures est indispensable contre
l'onanisme, ce vice fatal de la jeunesse, qui désiquilibre tant de
cerveaux et désorganise tant de constitutions. Depuis 40 francs.

6. **Balles à injection** pour l'urètre, n° 0, canule os, contenance
10 grammes. . . . . Pièce : 1 franc.

7. **Balles à lavement**, pour personne atteintes de constipation, etc., avec canule gomme noire : 1 franc, 1 fr. 20 et 1 fr. 60.

Bandages Herniaires

Les bandages servent à contenir les hernies qui, comme chacun le sait, sont constituées par la sortie d'un organe, et plus particulièrement de l'intestin, de la cavité ou de l'enveloppe où ils sont contenus.

Toute hernie, si elle n'est pas l'objet d'une opération chirurgicale, nécessite le port d'un bandage, dont le but est de la supprimer et de l'empêcher de s'aggraver. On en a fait de toute sortes, mais le difficile était de leur donner les qualités essentielles d'un bandage parfait qui doit comprimer l'organe, sans doute, mais qui doit aussi être assez élastique pour ne pas blesser ni gêner les mouvements.

Donc, lorsqu'on sera atteint d'une hernie, si imperceptible, si peu apparente qu'elle paraisse, il faudra se munir immédiatement d'un bon appareil herniaire, « d'un bandage bien fait », sûr et seul moyen de pallier les inconvénients et de prévenir « les dangers herniaires ».

Pour avoir un bandage bien fait, bien approprié, d'une application parfaite, il faut donc s'adresser à un spécialiste expérimenté, réellement en possession de cette méthode nouvelle et des connaissances essentielles qu'elle implique. De plus, il faut savoir rechercher celui qui fabrique, dans ses ateliers, les appareils qu'il applique et livre au public en connaissance de cause, après les avoir scrupuleusement vérifiés.

En un mot, le hernieux à qui l'on ordonne un bandage ou qui renouvelle celui qu'il porte depuis quelque temps déjà ne doit pas, au hasard et sans information préalable, acheter son bandage, son appareil herniaire chez le premier venu, fût-ce chez ceux qui couvrent les feuilles publiques d'une publicité bruyante à tant la ligne et dont les journaux proclament les miracles suivant un tarif proportionné à l'impudence des affirmations et au lyrisme du dithyrambe.

Le nombre des hernies qui atteignent un volume considérable, celui des hernies étranglées qu'on opère journellement

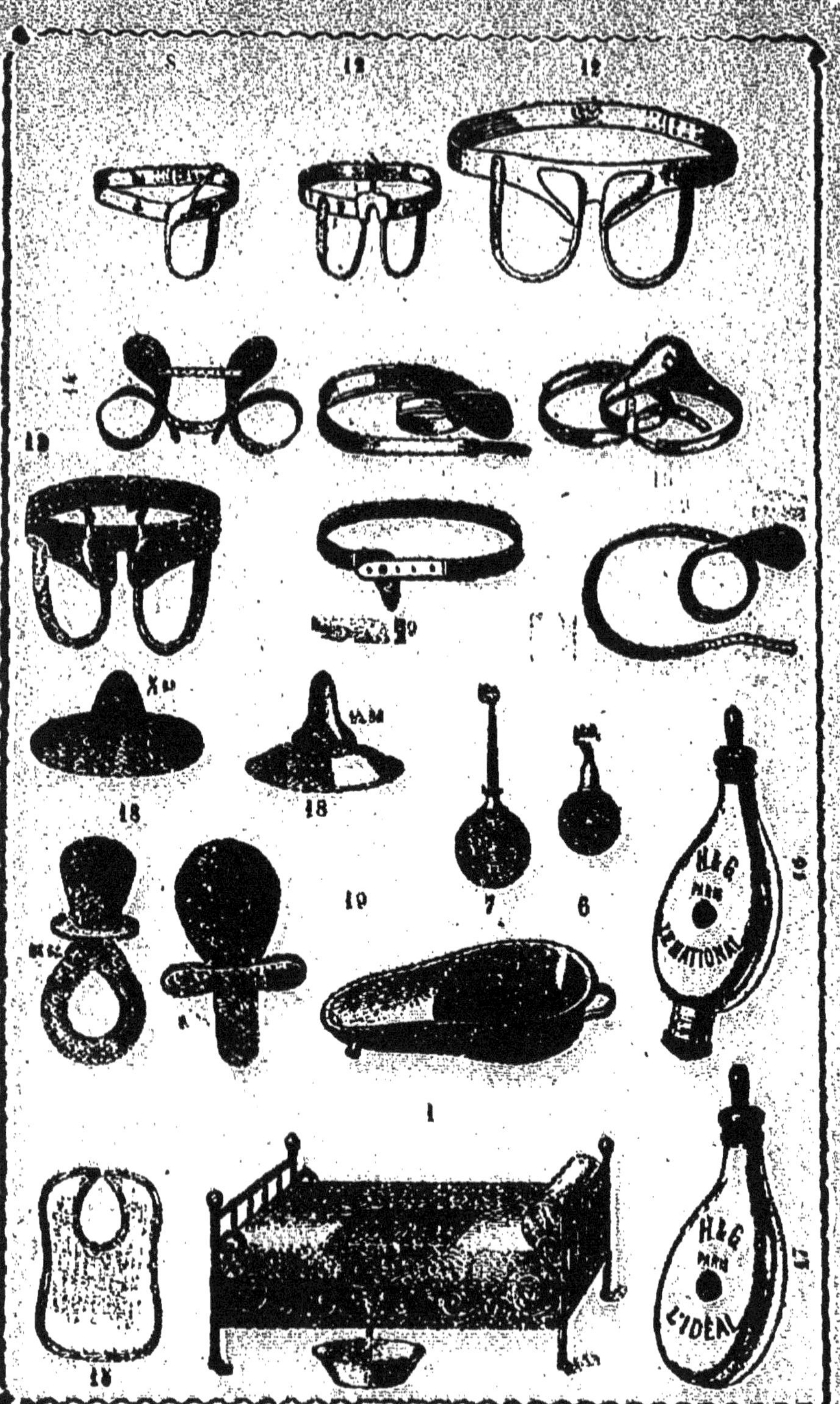

dans les hôpitaux ou à domicile, prouvent surabondamment
que si les marchands de bandages pullulent, que si les charla-
tans encombrent les gazettes et les édicules de nécessité du ré
cit de leurs cures miraculeuses ou de leurs promesses mensongères, le nombre des mécaniciens herniaires instruits de leur
art, quoique plus modestes, est beaucoup plus restreint.

A ce point de vue, nous engageons ceux qui ne sont pas munis du bandage indispensable ou qui souffrent par suite du port
d'un appareil défectueux, à ne s'adresser qu'à l'un de ceux qui
ont fait leurs preuves et qui justifient largement de leurs connaissances techniques, véritables, complètes et de leur longue
expérience, c'est-à-dire à un spécialiste herniaire que ses travaux antérieurs et les résultats obtenus ont avantageusement
fait connaître du corps médical et des hernieux.

Le lecteur qui nous a suivi jusqu'ici a pu se convaincre que
la question qu'il vient d'examiner est fort complexe, difficile,
et qu'elle mérite toute son attention. Il ne devra donc plus perdre de vue :

1o Que le bandage qu'il est tenu de porter doit non seulement
recouvrir sa hernie à ses yeux, mais la refouler physiologiquement au-delà de l'orifice supérieur et interne, jusque dans la cavité abdominale ;

2o Que pour arriver à un tel résultat, cet appareil doit être
tout spécialement choisi et construit pour lui-même ;

3o Que le choix de l'appareil et l'application qui doit lui en
être faite exigent une expérience et des connaissances dont il
doit rechercher, s'assurer la garantie absolue ;

4o Qu'une hernie, mal réduite, mal contenue par un appareil
mauvais ou médiocre, l'expose, en permanence, à de nombreuses complications et à de sérieux dangers ;

5o Que la méthode expérimentale que préconise cet opuscule
assure au hernieux le bénéfice de toutes les conditions mécano-
thérapiques que nous venons d'énumérer minutieusement dans
les pages précédentes ;

6o Enfin, que l'auteur se tient à la disposition de tous ceux
qui, praticiens et hernieux, jugeraient à propos de se rensei-
gner sur les appareils qu'il fabrique, ou qui désireraient sim-

plement avoir quelques explications techniques, précises, sur leur cas, soit en lui écrivant à Paris, 7 et 9, rue de Médicis, soit en le visitant chez lui.

Un dernier mot : A l'exclusion de tout moyen problématique de tout mirage, de toute promesse irréalisable, nous offrons aux hernieux, avec un ensemble de renseignements indispensables, basés sur l'expérimentation, sur la science, l'emploi des appareils herniaires perfectionnés que produit notre maison de fabrication.

Depuis longtemps déjà, ces appareils ont classé nos procédés et notre méthode. Par cela même, nous sommes parvenus à nous concilier un grand nombre de praticiens dont la confiance ne s'est décidée, avec juste raison, que sur la constatation des avantages pratiques, tangibles, que sur l'efficacité des appareils mécano-thérapiques dont ils ont à maintes reprises vérifié les résultats probants dans leur propre clientèle.

CONCLUSIONS

En thèse générale, les appareils les plus simples sont les meilleurs, au moins dans les cas ordinaires. Néanmoins, il arrive que certaines hernies se montrent si rebelles aux taxis si difficilement réductibles, coercibles, sous les bandages ordinaires, qu'on est obligé d'avoir recours à des appareils spéciaux, d'une construction plus complexe. En effet, malgré toutes les précautions, certaines hernies augmentent indéfiniment de volume. Dans ces cas, même si graves qu'on les suppose, il n'y a pas lieu de désespérer, car la mécanique herniaire ne reste pas désarmée. Nous construisons alors un appareil, modifiable suivant les indications expérimentales, qui réussit lorsque toutes les tentatives antérieures ont échoué.

Nous présentons une série de bandages réalisant tous ces desiderata :

8. **Bandage** à ressort forgé, en chamois, garniture large, s'adaptant bien et protégeant solidement, forme anatomique, qualité résistante.

La pièce : Homme, 8 fr. ; Cadet, 6 fr. ; Enfant, 3 fr.

9. **Bandage** sans ressort, ceinture mèche résistante, inusable, pelote chamois avec sous-cuisses, soutenant bien sans aucune fatigue.

La pièce : Homme, 8 fr. ; Cadet, 6 fr. ; Enfant, 4 fr.

10. — **Bandage** façon Burat à ressort avec coussin et pelote chamois gris ou agneau couleur, fourreau veau blanc ou glacé.

La pièce : Homme, 10 fr. ; Cadet, 8 fr. ; Enfant, 6 fr.

11. — **Bandage** anatomique, crémaillère bazane, bande rouge, pelote chamois, fabrication soignée, s'adaptant bien sans fatigue et grande solidité.

La pièce : Homme, 10 fr. ; Cadet, 9 fr. ; Enfant, 8 fr.

12. — **Bandage** double sur une branche.

La pièce : Homme, 12,50 ; Cadet, 10 fr. ; Enfant, 9 fr.

13. — **Bandage** double brisé, queue large.

La pièce : Homme, 12 fr. ; Cadet, 10 fr. ; Enfant, 8 fr.

14. — **Bandage** double, brisé, anatomique.

La pièce : Homme, 12,50 ; Cadet, 11 fr. ; Enfant, 9 fr.

15. — **Bavettes** pour enfants, en tissu caoutchouté, modèles divers, depuis **1 fr.**

Biberons. — La santé des enfants dépend d'une alimentation saine et le meilleur biberon est le sein de la mère. Toutefois lorsque pour des raisons diverses un enfant doit être élevé au biberon, il importe d'en choisir un à la fois pratique et hygiénique. Il est parfaitement établi que la mortalité parfois effrayante des nouveaux-nés provient des biberons ou mal conditionnés ou malpropres. Un biberon doit-être aussi simple que possible et d'un nettoyage extrêmement facile. Tels sont les conditions que remplissent le **National** et l'**Idéal** que nous recommandons à toutes les mères de famille soucieuses de la santé de leurs enfants.

16. — **Le National** complet, franco. 1,50

17. — **L'Idéal**, complet, franco. 2,50
   Téline seule 0,50
   Bouchon seul avec rondelle. 0,50
   Soupape seule, ... 0,50

18. — **Bouts de Sein**, en feuille anglaise, la pièce 0,40
   avec plaque buis. . . 0,50
   avec plaque verre. . . 0,40

19. — **Bassins de lit.** — Les bassins sont en cuir bouilli, en faïence ou en tôle émaillée et valent de 5 à 25 francs selon les ornements qui les embellisent.

20. — **Bas à varices** pour maintenir et compresser celles-ci. Les lettres alphabétiques se reportant à la figure 20 indi-

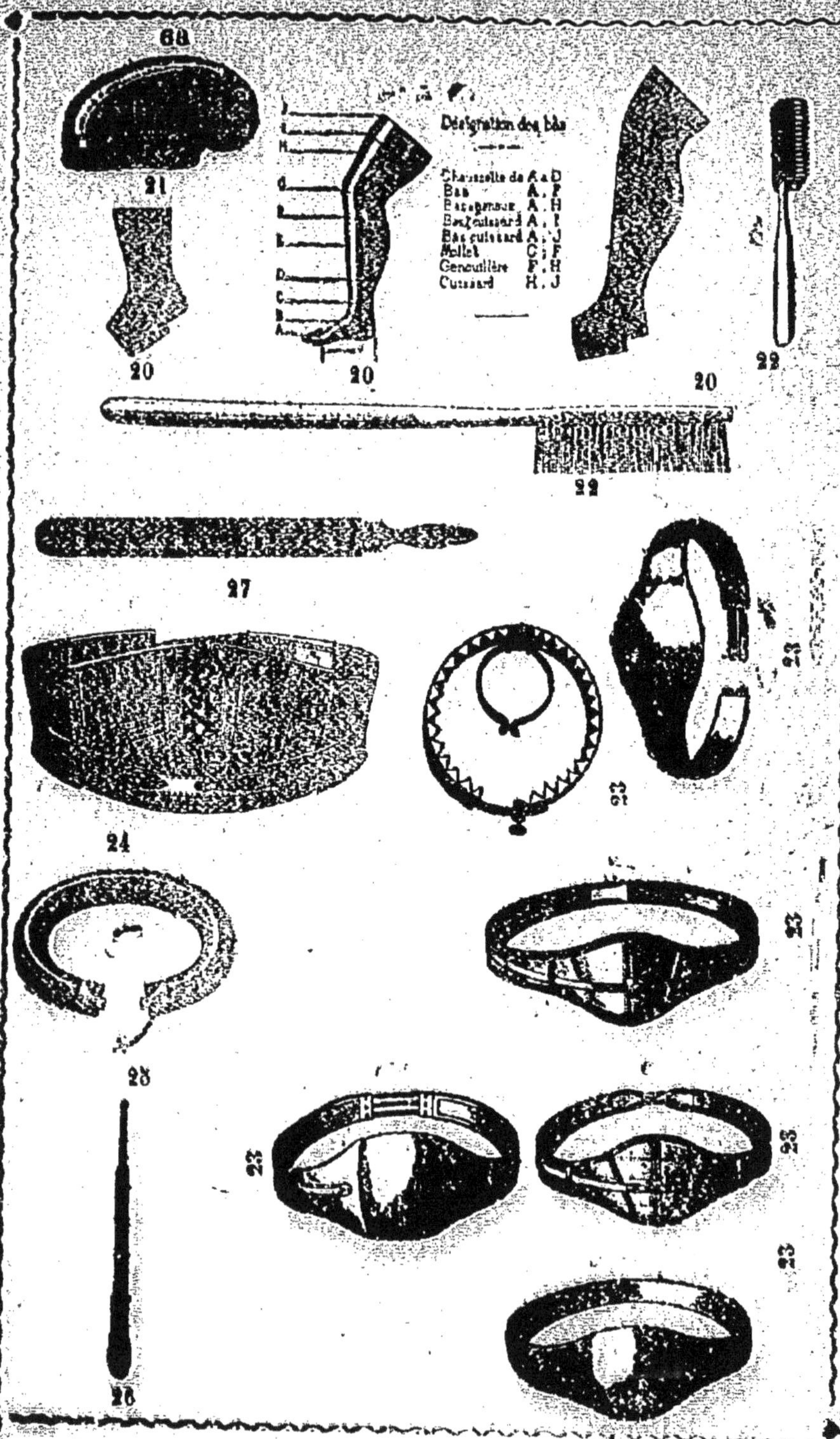
68
21
20
20
Désignation des bas

Chaussette de A à D
Bas   A . F
Bas-genoux   A . H
Bas-cuissard   A . I
Bas-cuissard   A . J
Mollet   C . F
Genouillère   F . H
Cuissard   H . J

20
22
22
27
26
24
23
23
23
23
23
25
28
26
— 10 —

quent les mesures à prendre pour la commande des bas qui doivent toujours être faits sur mesure.

Les bas lacés subissent une majoration de 2 fr. par bas

		première qualité	qualité supérieure
Bas Simple (A à F.)	Tissus français	4 »	5 50
—	— anglais	5 »	7 »
—	— à côtes P. C.	7 »	8 »
—	— soie	8 »	12 »
Bas avec genoux (A à H)	Tissus français	7 50	9 »
—	— anglais	9 »	12 50
—	— à côtes P. G.	12 »	13 »
—	— soie	19 »	26 50
Bas 1/2 cuissard (A à H)	Tissus français	10 »	12 50
—	— anglais	12 »	15 »
—	— à côtes P C	14 »	16 »
—	— soie	19 »	26 50
Bas cuissard (A à J)	Tissus français	12 »	15 »
—	— anglais	16 »	16 »
—	— à côtes	17 »	17 »
—	— soie	23 »	28 »
Chaussette seule (A à D)	Tissu français	3 50	4 »
—	— anglais	4 »	6 »
—	— à côtes	5 »	6 »
—	— soie	6 »	8 »
Mollelière (C à F.)	Tissu français	3 50	4 50
—	— anglais	4 »	6 »
—	— à côtes P. C.	5 »	9 50
—	— soie	6 »	7 50
Genouillères (F à H)	Tissu français	3 50	4 »
—	— anglais	4 »	6 »
—	— à côtes	5 »	6 »
—	— soie	6 »	7 »
Cuissard (H à J)	Tissu français	3 50	4 »
—	— anglais	4 »	6 »
—	— à côtes P. C.	5 »	6 »
—	— soie	6 »	7 »

21. Bonnets à glace pour personnes atteintes de méningite et fièvre cérébrale. Caoutchouc, feuille anglaise, 8,75 10,25

21 *bis*. Bandes de pansement très recommandées pour leur élasticité, permettant de les doubler en longueur les trois mètres. . . . 7 fr.

22. Brosses à dents, demi-fines . . . . . . » 60
— — fines . . . . . » fr. 75 et » 90
— — extra fines . . . 1 franc et 1 25
— — douces, en caoutchouc. . . 1 25

23. Ceintures ventrières, pour personnes atteintes d'obésité, dilatation d'estomac, pour personnes enceintes ou ayant subi une opération, etc.

En tissu côtelé ordinaire . . . . 4 »

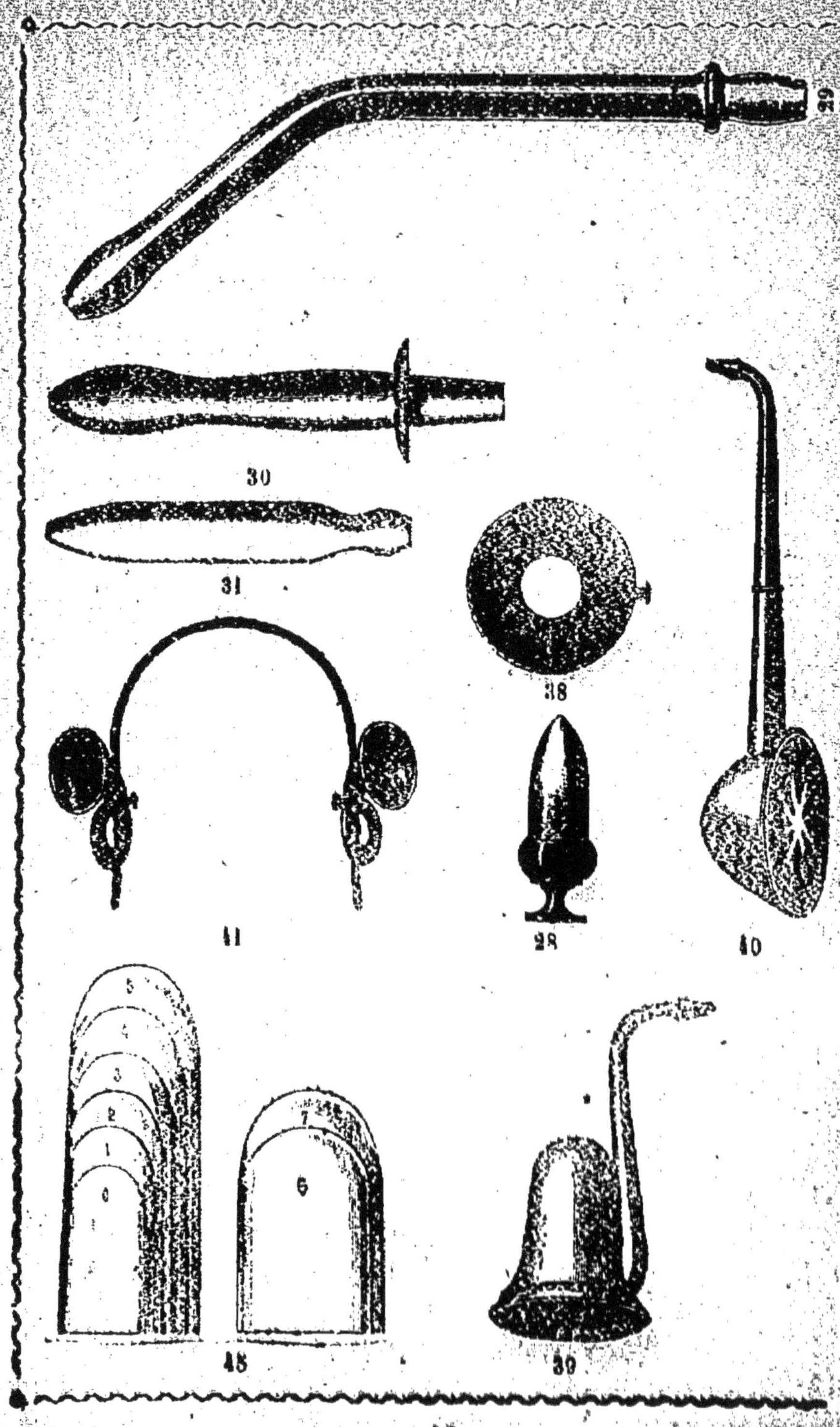

29
30
31
38
28
41
40
5
4
3
2
1
0
7
6
45
39
— 12 —

Tissu côtelé fin, bordé élastique . . . . . 5 »
Tissu élastique, demi-fort, qualité fine . . 7 »
Tissu élastique, 1[2 fort, qual. extra-fine . 9 »
Tissu élastique très fort, qualité extra-fine. 11 »

24. Ceintures diverses.

Hypogastriques à clef et à charnière, garniture fine. . 27 »

—   —   extra-fine 30 »

Électro-médicales, depuis. . . . . 37 »

(Ces ceintures se font avec pelote à air fixe, ou à air libre, suivant demande.

25. Ceintures de natation, pour apprendre à nager, circulaires, en feuille anglaise. . . . . . depuis 12 »

26. Compte-gouttes, gradué et non gradués, depuis 0 50

27. Crayons porte-nitrate, pour cautériser les plaies :

      Petit modèle . .   » 25

      Grand modèle. .   » 75

28. Crayons anti-migraine, pour supprimer immédiatement et radicalement les douleurs névralgiques, la migraine, les maux de tête. . , ... la pièce, 0 50 et 0 75

Canule spéciale, dite « Vapori-Spéculum ». — (Voir article spécial à la fin du Catalogue)

     Canule pour injections vaginales :

29. Cannule en verre ordinaire, droite ou courbe, bout olivaire 0 50

30.   —   en os, double ossage, pour lavements ou injections 0 75

31. Canules pour injections uréthrales :

Modèle Janet, avec rainure . . . . 0 fr. 50

    —   sans rainure . . . . 0 fr. 35

32. Canules pour lavements et lavages intestinaux. — Gomme noire, qualité supérieure . . . . 1 fr.

33. Cigares goudron, la pièce. . . . . 1 »

Cigarettes goudron, la pièce 1 50

Cigarette camphre, la douzaine . . . . . . 1 »

34. Colliers pour enfants. — Tout le monde sait que les colliers en ambre préservent les enfants des convulsions, si

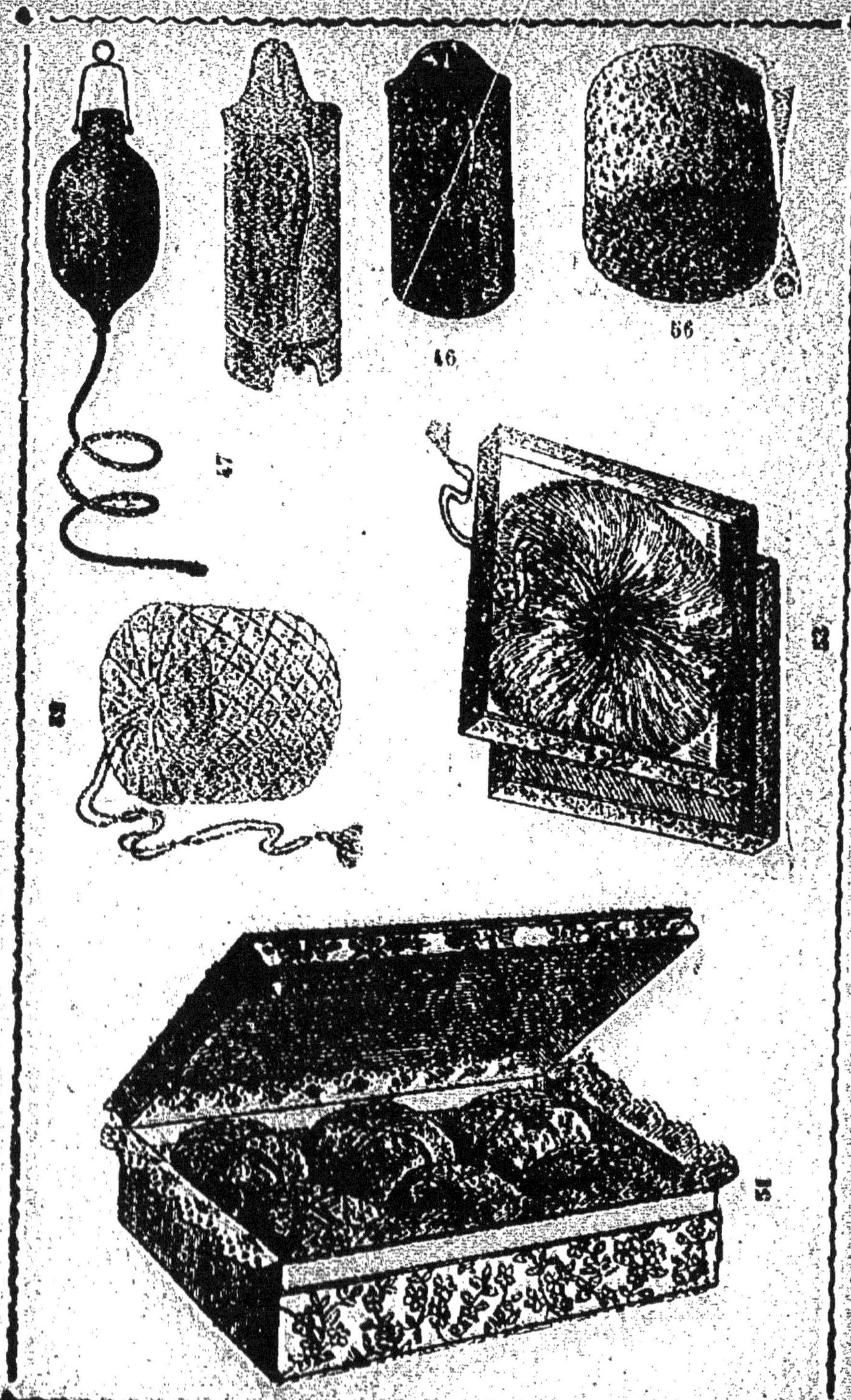

souvent funestes à leur santé. Les nôtres sont très soignées et de toute beauté.

L'ambre est d'une pureté parfaite, ce qui ajoute énormément à l'influence bienfaisante des colliers.

Modèle n° 1 . . . . . 1 fr. 25
Modèle n° 2 . . . . . 3 »
3e et 4e grandeur . . . 5 »

Clysoirs. — (Voir injecteurs et énémas).

35. Cors. — Le souverain corricide instantané guérit immédiatement les cors, durillons, œil de perdrix les plus rebelles. C'est l'idéal des corricides. L'essayer, c'est le recommander à tout le monde. La boîte de 6 corricides . . . . 1 fr.

36. Couches pour enfants. — Rien de plus agréable que les couches caoutchoutées, qui permettent d'entretenir un enfant constamment propre et avec lesquelles jamais aucune odeur ne peut se dégager.

Modèle A, forme pointe, 6 fr.
Modèle B, ovale , . . . 8 fr.
Modèle C, carré. . . . 10 fr.

Les modèles sont unis, moirés ou blancs.

37. — Cure-Oreilles en os, en ivoire, façon flexible et en caoutchouc durci avec éponge, la pièce. . . . . 0 fr. 50

38. — Coussins de lit ou de sièges, pour personnes malades et astreintes à rester alitées, pour personnes atteintes d'hémorroïdes, etc.

Formes rondes, carrées ou fer à cheval, diamètres différents, depuis 0 m. 25 à 0 m. 50.

Article feuille anglaise, rouge ou gris, pouvant se réparer, de 8 fr. 50 à 25 fr.

39. — Cornets acoustiques pour personnes atteintes de surdité, (voir gravure page 12).

Les appareils qui suivent sont tous de haute précision et tout à fait incomparables.

Cloches parabolique, appareil de poche, se dissimulant dans la main, 3e force . . . . 50 fr.

40. — Appareil télescospique, à tubes rentrants pour très forte surdité, (voir gravure page 12) . . . . . . 75 fr.

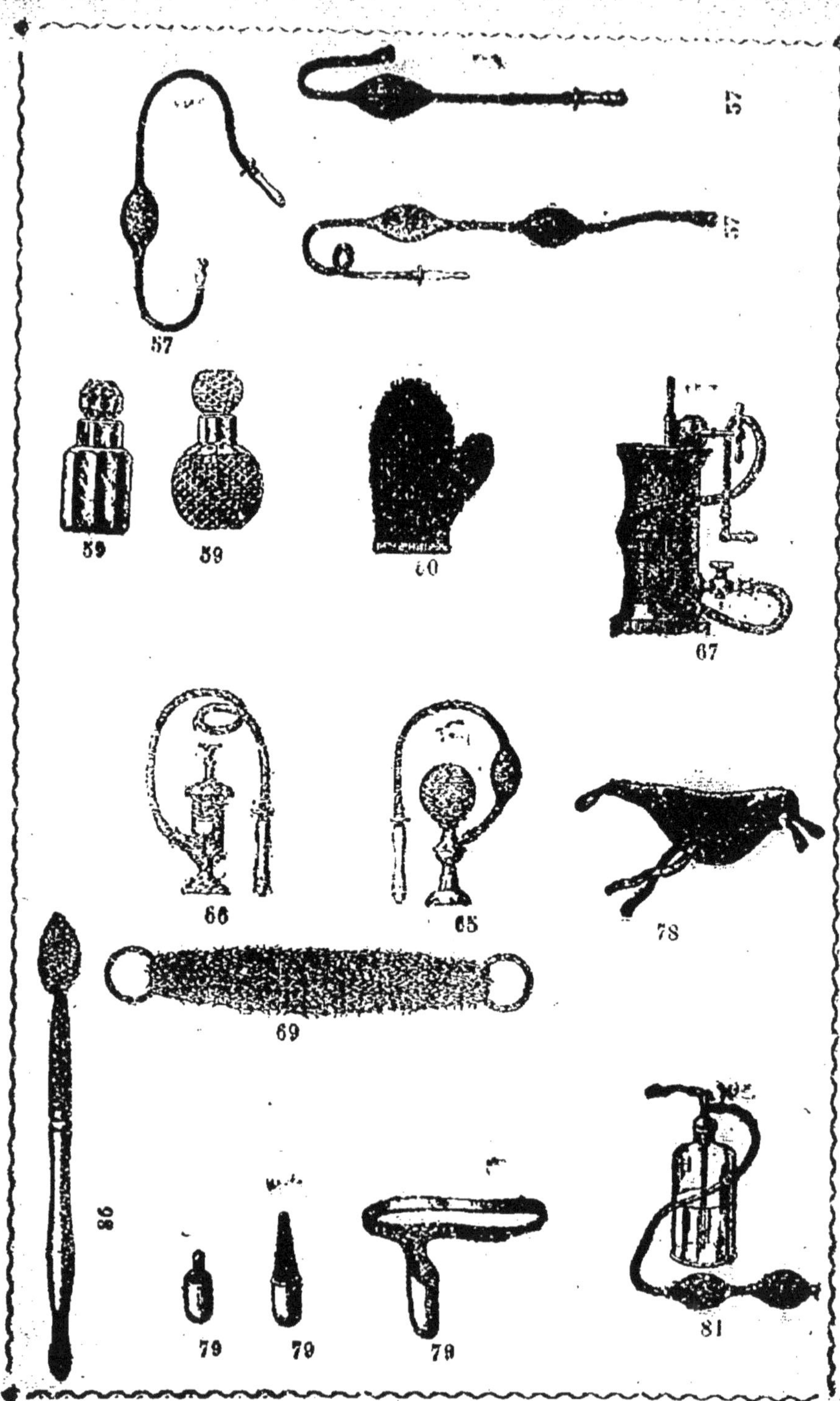

57
57
57
59
59
60
67
66
65
78
69
86
79
79
79
81

41. — **Conques** à jugulaire, appareil bi-auriculaire recouvert de soie noire, s'adaptant à l'oreille et se tenant sans le secours des mains. . . . . 75 fr.

42. — **Déviation** de la colonne vertébrale et de la taille.

Tous les appareils destinés à corriger les difformités du corps humain sont, par nos soins, fabriqués avec une rigoureuse précision et dans des conditions de qualité et de bon marché exceptionnel.

Prière de nous demander les renseignements que nécessite une commande pour être exécutée.

43. — **Dessous de bras** en feuille anglaise croisé blanc, satin à fleurs, jersey double, satinette jaconas, soie à partir de 5 francs la douzaine de paires jusqu'à 25 fr.

Nos clientes sont priés de nous demander des échantillons qui sont vendus depuis 0 fr. 50 pièce jusqu'à deux francs.

44. — **Dilatateurs.** - Les dilatateurs sont des instruments e formes diverses avant chacun leur série de dimensions allant graduellement de la plus petite à la plus grande et qui servent aux dilatations des organes étroits.

Le vagin, la matrice, l'œsophage nécessitent souvent de préalables dilatations.

Il arrive, en effet, souvent qu'une femme trop étroite ne pouvant sans douleurs supporter ses devoirs conjugaux, ait besoin d'une dilatation artificielle.

Dans les cas de curetage, il est nécessaire de dilater préalablement la col de la matrice, etc., etc.

Nos clients sont priés de nous faire connaître l'usage pour lequel ils ont besoin d'un dilatateur et nous leur dirons immédiatement la série qui leur convient avec les prix.

Par ce qui précède, nos lecteurs comprendront les usages auxquels sont destinés les dilatateurs et sauront préciser leurs demandes.

45. — **Doigtiers.** — Les doigtiers sont vendus de 4 fr. à 20 fr. la douzaine selon leur épaisseur et par conséquent l'usage auquel ils sont destinés.

46. — **Douches** d'Esmark pour injections vaginales, émaillées depuis 2 fr. jusqu'à 12 fr.

Contenance : 1, 2 et 3 litres.

47. — Douches vaginales. — Les meilleures injections sont celles que la femme prend avec une douche suspendue à un mètre cinquante au-dessus du siège. La force de la pression est telle que l'eau gicle le long des parois vaginales et entraine tout si on a le soin d'employer avec la douche la canule de perfection appelée : le *Philutérus*.

L'inconvénient des douches émaillées que l'on trouve partout, réside dans leur volume encombrant.

La douche en caoutchouc, au contraire, est d'un petit volume, d'un transport facile, d'un usage discret. Elle se replie sur elle-même, s'aplatit et se dissimule aisément. Elle est donc transportable et elle réunit toutes les qualités de commodité et d'hygiène facile.

Ajoutons que les Messieurs atteints de blennorrhagie doivent se servir d'une douche pour les lavages de vessie qui constituent le seul moyen de guérir cette redoutable affection en peu de temps et de façon radicale.

La douche en caoutchouc, de n'importe quelle forme, contenance deux litres, robinet, raccord et double canule pour injections et lavements, la pièce 18 francs ; deux francs en plus par litre pour des contenances supérieures.

Prix de la douche en caoutchouc, contenance : deux litres. . . . . 15 fr.

48. — Eponges à oreilles. — Toutes les éponges à oreilles sont *assorties* avec le plus grand soin et ne sont jamais des éponges de déchet, la pièce. . . . . 1 fr.

49. — Eponges pour *les règles*, de 1 fr. à . . . . 5 fr.

50. — Eponges pour l'usage intime « La Parisienne », dites « Mignonnettes », avec ruban ou faveur soie, la pièce . 0 50

    avec cordonnet soie,   »   0 75
    avec filet et cordonnet soie, »   1 fr.

51. — En boîte de six pièces, présentées très élégamment. 6 fr.

52. — **Eponges** pour usage intime, en caoutchouc supérieur, avec filet et cordonnet soie (garantie inusable). . . . 4 fr.

53. — Eponges en soie, dite « La Reine Marguerite ».

L'Eponge la « Reine Marguerite », d'une invention nouvelle, est faite entièrement de soie écrue.

Elle est beaucoup plus souple et naturellement de par sa composition plus douce, elle est très absorbante et remplacera avantageusement les autres éponges pour les règles.

La « Reine Marguerite » se nettoie parfaitement à l'eau de savon, elle se fait en 3 tailles.

Taille petite. . . 1 fr. 25 | Taille moyenne.. . 1 f. 50
Grosse taille. . . . 2 fr.

54. — Eponges à bouche. . . . . . , ... 1 fr.

55. — Eponges hygiéniques pour le lavage de la tête. « Lave-tête à éponges mobile ». . , ... 2 fr.

56. — Essuie-Rasoir en caoutchouc moulé, rouge, article soigné, indispensable à ceux qui se rasent seuls. La pièce. 2 fr.

57. — Enemas dits injecteurs à jet continu.

L'hygiène ordonne et la prudence conseille les injections fréquentes. — « Préservatrices des affections multiples des organes génitaux, je les indique aussi comme étant l'un des talismans les plus sûrs contre l'indifférence ou l'infidélité et la désunion du ménage. »

Malgré leur nécessité, les injections peuvent être nuisibles, lorsqu'elles se pratiquent avec un injecteur à jet intermittent qui donne avec l'eau des poussées d'air dangereuses et douloureuses. L'Injecteur à jet continu évite ce danger.

Construit entièrement en caoutchouc, il est de plus, muni d'une canule spéciale pour lavement et il s'adapte à volonté au *Vapori Spéculum* qui réalise l'idéal de la perfection. Nous le recommandons comme étant le *meilleur*, le plus agréable de tous les injecteurs.

Prix de l'injecteur { simple . . . . 8 fr.
{ double . . . . 12 fr.

Enema caoutchouc ordinaire, canule à double usage. 3 50
»   »   rouge verni anglais   » 4 50

58. — Nouvelle épaulière de maintien (Brevetés S. G. — Suppression totale des Bretelles par l'emploi salutaire et agréable de l'Epaulière « La Souveraine », pour jeunes filles, garçonnets et adultes.

Ce nouveau système d'épaulière de maintien : « La Souveraine est d'une *efficacité dans les cas de dos ronds, saillie des omoplates, mauvaises attitudes, faiblesse de l'épine dorsale,*

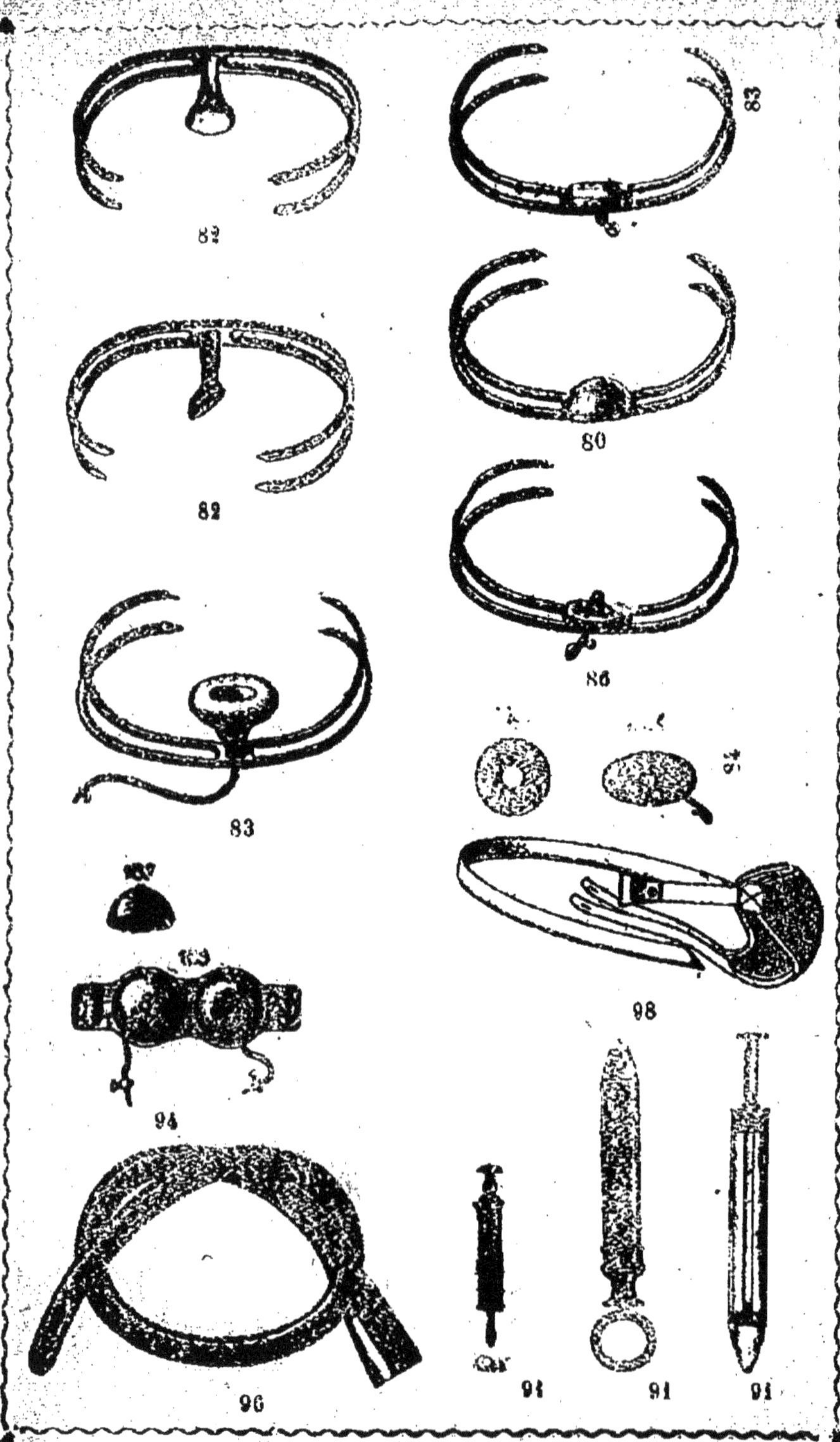

83
80
86
82
82
83
84
98
97
98
94
96
91
91
91

qui se présentent souvent chez les enfants pendant les poussées de la croissance, à la suite de maladies, pour cause d'anémie, ou simplement par mauvaise habitude ; l'attitude défectueuse se contracte souvent à l'école par suite de matériel scolaire mal approprié , trop bas pour les uns, trop haut pour les autres.

Cette épaulière a pour but de remédier à ces inconvénients. Son effet bienfaisant est immédiat après quelques jours d'application, grâce à sa construction judicieuse et radionnelle.

Epaulière hommes et garçons, toutes tailles, pattes élastiques, coton . . . . 18 fr.

Epaulières, hommes et garçons, toutes tailles, pattes élastiques, soie . . . . 25 fr.

59. — **Flacons** à sel de toutes les formes ovales, unis, montre, boule diamantée, à capsule, à gros bouchon, la pièce. 2 fr.

Sur demande, nous les remplissons de sel résurrecteu".

60. — **Frictions.** — Les frictions fouettent le sang, débouchent les pores, activent la circulation et la respiration cutanée.

Les frictions aromatiques sont indispensables à la santé de tous ceux qui ne se livrent pas à un travail corporel très mouvementé et chez ces derniers elles sont le seul moyen d'éprouver un délassement bienfaisant et un entrain nouveau.

Voyez les coureurs, les lutteurs, les jockeys, tous les amis des sports, se préparent aux exercices violents et se délassent par des frictions.

Nous avons, pour cet usage, des gants toilette de première qualité, sur coutil avec crin blanc ou gris et en tricots pour toilette journalière, au prix de 5 francs la paire. Ces gants résistent à l'usage pendant un an au moins. Nous en avons aussi à 3 francs la paire.

61. — **Gants** pour laboratoire ou anatomie, en feuille anglaise. . . . . Paire. 7 fr. 50

Les mêmes, avec manchettes . . . . — 8 fr. 50
— avec avant-bras . . . . — 11 fr. 50

62. — **Hache-viande** s'adaptant à la table et hachant 250 grammes de viande par minute . . . . 17 fr.

63. — Hochets en caoutchouc avec balle et sifflet ou grelots, 1 fr. 25 à . . . . 2 fr. 50

64. — Houppes p. poudre de riz, depuis 0 fr. 40 à 1 fr. 50

65. — Injecteur coquetier, balle caoutchouc, avec canule os, double usage. . . . . 2 fr.

66. — Injecteur à piston, métal et ressort, avec canule os, double usage. . . . . 3 fr.

67. — Irrigateurs. — Les irrigateurs sont des appareils qui permettent de prendre des lavements sans le secours de personne : leur usage est universellement répandu.

Extra-fin, en cuivre nickelé, tout monté, av. canule   6 fr. 50
Surfin, en porcelaine. . . . . 28 fr.

68. — Lave-oreilles, monture os extra . . . o fr. 35

69. — Lannières pour frictions, tout en crin ou laine, de 3 fr. à . . . . 6 fr.

7o. — Laminaires p. pansements, tiges taillées. o fr. 75

71. — Laveurs, — Nous avons déjà dit, au chapitre *douche,* que le seul moyen de guérir la blennorrhagie et la cystite en quelques jours et d'une manière radicale, sans retour possible, consistait à se faire des lavages de vessie avec la solution spéciale gonoccocique.

Lire dans l'ouvrage : **La Médecine qui Guérit,** l'article cystite.

Les lavages avec la douche ne sont pas toujours possibles pour un homme, et c'est pour cela que nous avons créé les laveurs, qui s'adaptent soit à une bouteille, à un vase, permettant ainsi à l'homme de se soigner discrètement et à l'insu de son entourage. *Le laveur* allant sur une bouteille ou s'utilisant avec un vase, y compris la sonde à double courant ou la canule caoutchouc durci, avec robinet, est vendu 15 francs pièce.

72. — Lance-pierres ou fil carré en caoutchouc, vulcanisé. . . . . le mètre   2 fr.

73. — Masque en caoutchouc . . . . 6 fr.

74. — Masseur en bois. . . . . 1 fr.

75. — Matelas capitonnés à air ou à eau chaude, en caoutchouc, feuille anglaise extra.

Dimensions en centimètres :

25×35	35×50	40×60	50×70	60×80	70×90	80×105	85×120
Prix. 30	40	65	75	95	120	140	175 fr.

76. — Mousseline ou tarlatane, pour cataplasmes, le mètre . . . . o fr, 50

76 *bis*. — L'Optogène, appareil composé d'une boule de caoutchouc et d'un manche en os, pour le massage de l'œil. — Très recommandé par son élasticité, sa douceur, et son efficacité, que ne possèdent nullement les appareils en bois destinés au même usage. L'optogène guérit la myopie. Lire à ce sujet, **La Médecine qui Guérit.**

77. — Peaux de chats sauvages, indispensables dans douleurs, rhumatismes, maladies de poitrine et autres affections, qui nécessitent sur la partie malade l'action continue d'une chaleur dence, et qui mettent cette partie malade à l'abri des variations atmosphériques : n° 1, prix : 6 fr. ; n° 2, prix : 7 fr. ; n° 3, prix : 9 fr.

78. — Poches périodiques pour personnes perdant beaucoup :

Sans ceintures, . . 7 fr.
Avec ceintures. . . 9 fr.

79. — Poche pour écoulement, en caoutchouc, avec ceinture, la pièce . . . . 2 fr.

Les personnes atteintes de blennorrhagie doivent se munir d'un suspensoir pour éviter les orchites, et d'une poche pour recevoir les écoulements, dit godet de propreté.

La poche pour écoulement, outre qu'elle préserve le linge et les vêtements du malade, permet encore l'application des compresses humides anti-septiques, qui font disparaître l'inflammation de l'organe et favorisent la guérison de la maladie. Le pus qui s'écoule en séchant sur le méat ordinaire, sert de foyer de propagation aux microbes infectants et entretient l'infection. Ajoutons à cela qu'en mouillant les doigts, ce pus risque de contaminer les yeux et de faire perdre la vue. Avec le godet de propreté, les compresses humides antiseptiques, tous dangers de cette nature sont évités.

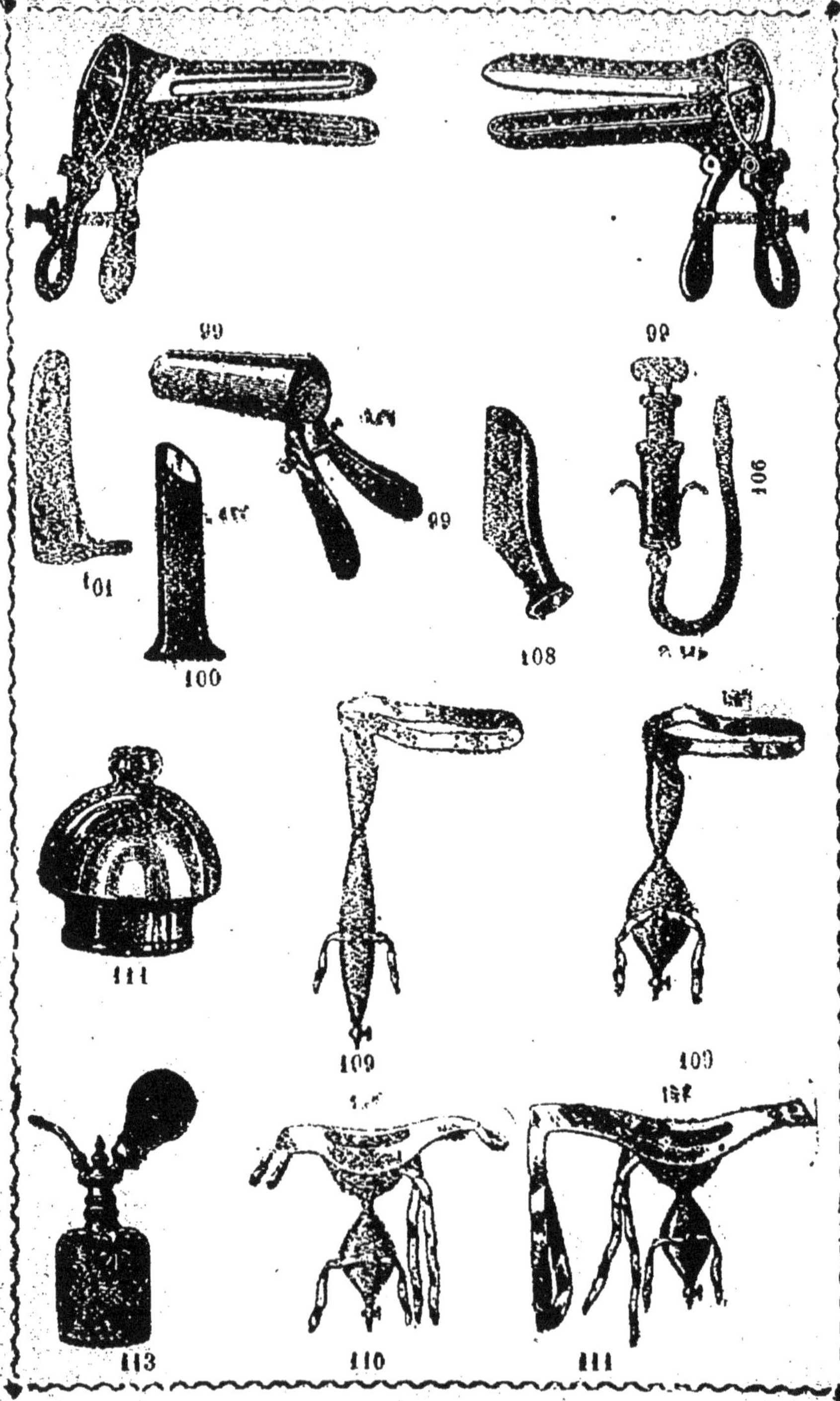

80. — **Pinceaux** pour toilette, la pièce. . . .   o fr. 5o
81. — **Pulvérisateurs** comp et, ube caoutchouc durci,
                       appareil, 2 boules . .   2 fr. 25
          —   en mét. nickelé, compl.   10 fr.
          —   de haute fantaisie et de luxe. 15 fr.

Nota. — La construction spéciale de ces articles permet d'en
régler le jet et la pulvérisation à volonté. Nous recommandons
nos Pulvérisateurs de luxe pour parfum, très perfectionnés,
nickelés, jet continu, premier choix, à 15 fr.

Pessaires

Les pessaires sont des appareils en gomme et caoutchouc,
destinés à maintenir la matrice dans une position normale et
naturelle.

Les dév ations et les descentes de matrice sont extrêmement
nombreuses.

Les clientes n'auront qu'à nous faire la description aussi dé-
taillée que possible de leur état, pour que nous sachions le pessaire qui leur convient le mieux.

82. — **Pessaire** de Borgnet . . . .   4o fr.
83. — **Pessaire** de Fowier . . . .   15 fr,
84. — **Porte-tampon** de Belloc . . . . . .   1o fr.
85. — **Insufflateur** pour goufler les pessaires. .   3 fr
         Ceinture pour maintenir l'appareil. . . .   3 5o

Pessaires à fond pour Dames (demander catalogue spécial).

Plancher Hémorrhoïdal

Pour hommes ou dames, la pièce. 6 fr. 5o et 10 francs
Les personnes ayant des Hémorroïdes douloureuses et des
sensations pénibles de pesant ur et d'inflammation doivent porter, pour les soutenir et les soulager, un plancher Hémorroï-
dal, qui fait disparaître la douleur et permet de vaquer à ses occupations.

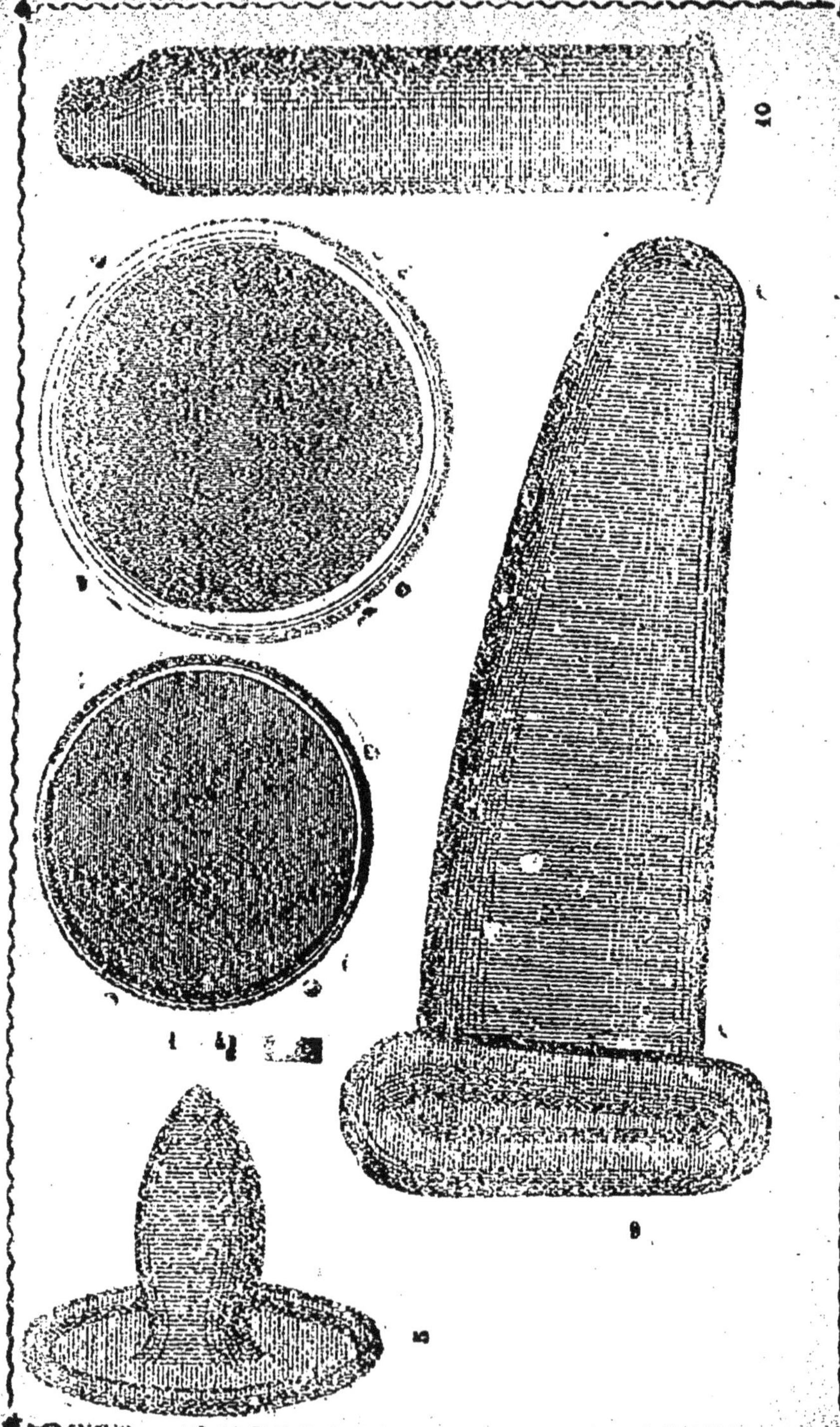

87. — Poires à lavements, à injections et à insufflations, caoutchouc gris ou rouge, de 2 fr. à . . . . 10 fr.

88. — Préservatifs (Hommes et Dames)

Les Préservatifs dont les prix suivent sont de Qualité supérieure à ceux livrés d'ordinaire dans le commerce Nous nous sommes appliqués à réunir ces trois qualités essentielles : ELASTICITÉ, FINESSE et SOLIDITÉ.(Demander le Catalogue Spécial illustré en couleurs)

Préservatifs en caoutchouc dilaté, roulés ronds, la pièce, 0 fr. 15 ; la douzaine . . 1 fr. 50

— en caoutchouc dilaté, cigarettes régie, la pièce 0 fr. 15 ; la douzaine. 1 fr. 50

— en caoutchouc rose moulé d'une seule pièce, finesse extraordinaire, résistance incomparable, article extra, la pièce 0 fr. 30 ; la douzaine . . 3 fr. »

— en caoutchouc soie sans soudure, qualité supérieure, teinte blanche, la douzaine . . . . 3 fr. »

— teinte orange, la douzaine . . . . 3 fr. »

5 — teinte orange à réservoir, la douz. . 4 fr. »

6 — teinte blanche, bout rose renforcé, la douzaine . . . . 5 fr. »

7 — teinte beige, imitation peau de crocodile (recommandés), la douzaine . 10 fr. »

8 — teinte imitation peau de crocodile et à réservoir (recommand.), la douz. 12 fr. »

Nous livrons nos préservatifs caoutchouc soie sans soudures dans les boîtes fantaisies. Prix des boîtes : 0 fr. 50

— Néverrip, véritables, en boîtes bois ou portefeuille . . les six . . 2 fr. 75

la douzaine. 5 fr. »

9 — dits « Pères de famille », caoutchouc feuille anglaise forte, article inusable, la pièce . . . . 3 fr. »

« L'Inusable »

Ce préservatif assure à l'homme ainsi qu'à la femme la *sécurité la plus complète et la plus absolue*. Son emploi se recommande de préférence en cas de contact douteux et suspect, et lorsque le client ne peut pas se servir du « *TUBE ANTIDOTE* ».

Avec lui l'on a rien à craindre à tous les points de vue.

Sa conservation exige qu'il soit nettoyé à l'eau ordinaire et, chaque fois, saupoudré intérieurement et extérieurement de poudre de talc ou de poudre de riz.

Prix.	3 francs pièce.
Mis en carnet . .	3 fr. 25.

Préservatifs	Baudruche blanche, toutes grandeurs, qualité ordinaire, 2 fr. 50 la douzaine ; les 6 douzaines.	13 fr. »
—	Baudruche blanche, toutes grandeurs, demis-fins, 3 fr. la douzaine ; les six douzaines.	15 fr. »
—	Baudruche blanche, toutes grandeurs, fins, 4 fr. la douz. ; les 6 douzaines	20 fr. »
—	Baudruche blanche, recommandés, très fins, 5 fr. la douz. ; les 6 douz.	25 fr. »
—	Baudruche blanche, recommandés, forts, 6 fr. la douz. ; les 6 douz. .	30 fr. »
—	Baudruche blanche, qualité supérieure, extra, 8 fr. la douzaine ; les 6 douzaines	40 fr. »
—	Baudruche blanche, recommandés, extra-fins, 10 fr. la douzaine ; les 6 douzaines	50 fr. »
89. —	**pessaires** pour dames, forme chapeau, en caoutchouc, feuille anglaise rouge ou noire, la pièce . . .	3 fr. 50
—	**éponges** pour dames, avec cordonnet soie, la pièce 0 fr. 50 ; la douz.	5 fr. »
—	**éponges** pr dames, filet et cordonnet soie, la pièce 0 fr. 75 ; la douz.	7 fr. 50

90. — Serviettes et ceintures périodiques. — La femme, cette éternelle blessée, comme l'appelle le poète, est d'autant plus incommodée par les périodes menstruelles qu'elle est moins bien outillée pour se garantir. Nous vous recommandons, Mesdames, nos serviettes ouatées qui ne vous blesseront jamais, et nos ceintures tricotées qui vous soutiendront sans fatigue. A celles qui perdent beaucoup, les poches périodiques avec éponges sont indispensables ; la douzaine, 3 fr.

Ceintures Qualité ordinaire tricotée .. . . 2 fr. »
           Peau de daim élastique.. . . . . 3 fr. ›
           Avec lacet caoutchouc .. . . . . 3 fr. 50
        En so e, avec poches pour mettre
        l'éponge . . . . 5 et   fr. »

91. — Seringues. — Ces seringues, appe es pneumatiques parce qu'elles sont assez soignées pour faire le vide, servent à projeter des injections, soit dans le canal de l'urètre pour guérir la blennorrhagie, soit dans le nez, dans les dents, dans l'intérieur de la matrice (voir seringue Cervex).

Les seringues pour le canal de l'urètre, les yeux, etc., valent la pièce, 0 fr. 50, 1 fr., jusqu'à 5 fr.

(Modèles différents, bout lanet, bout ordinaire, etc.)

92. — Seringue Cervex, pour la fécondation artificielle, demander renseignements spéciaux . . . . 25 fr. ›

93. — Scarificateurs pour ventouse . . . . . 15 fr. ›

94. — Seins artificiels (Réformateurs). — Les seins que nous fabriquons sont unis ou séparés.

Tous sont assez creux pour contenir les seins naturels. Très souples et bien conformés, ils donnent absolument l'illusion du réel, non seulement en apparence mais encore au toucher.

        Séparés : la paire, 8 fr. ; (oses), la paire, 9 fr.

95. — Seins réunis par un très élégant travail de lingerie. . . . . 20 fr. ›

Sondes et bougies. — Les personnes atteintes de rétrécissements du canal de l'urètre, qui éprouvent de grandes douleurs à uriner, qui ont la pierre, doivent fréquemment se sonder.

Selon que la personne est ou non habituée à se sonder, il faut des sondes de différentes grosseurs.

Les sondes sont en gomme ou en métal.

96. — Sonde en gomme, la pièce . . . 0,90 1,25 et 3 fr.

97. — Sonde en métal . . . . 2 fr. 75

Les malades sont priés de nous donner toutes les explications utiles sur leur affection pour que nous sachions reconnaître la sonde qui convient le mieux à leur cas.

NOTA. — A propos des sondes, nous rappelons que l'électrolyse guérit seul les rétrécissements sans douleur et radicalement. Explications complémentaires sur demande.

Suspensoirs

Les personnes qui se livrent à des marches prolongées, à des exercices violents, qui font de la bicyclette. de l'équitation, de la gymnastique. doivent, pour éviter des accidents, dont le plus fréquent est l'orchite. se munir d'un suspensoir bien fait qui soutient les parties sans pouvoir les fatiguer ni les blesser

Le suspensoir est absolument indispensable aux malades atteints de blennorrhagie, d'hydrocèle ou de varicocèle. Que nos clients n'oublient pas que l'orchite est l'accident certain sans suspensoir et qu'une orchite oblige le malade à garder le lit pendant un mois, sans compter la stérilité dont elle est la conséquence.

Tous nos suspensoirs sont de première qualité, se nettoient facilement. résistent longtemps à l'usage et soutiennent d'une manière efficace.

Dimensions à donner : 1º longueur du tour de taille, prise à la hauteur de la ceinture : 2º longueur prise derrière les testicules en passant dessous jusqu'à la verge.

98. — **Suspensoir** ordinaire, ceinture et poche coton . . . . . la pièce   0 fr. 75

— demi-élast. gris, poche grise.   1 fr. 25

— — blanc, poche blanche   1 fr. 50

— ceinture tout élastique à rayures, poche blanche. . . .   1 fr. 75

— ceinture élastiq. étroite poche tulle (dit pays chaud) pr l'été   2 fr. 50

— pour hydrocèle, ceinture ordinaire, poche hydrocèle, grise ou blanche . . . .   2 fr. 25

—	pour hydrocèle, ceinture demi- élastique	2 fr. 75
—	pour hydrocèle, ceinture tout élastique	3 fr. 50
—	façon Milleret, blanc ou gris, poche démontab. à crochets.	2 fr. 50
—	façon Milleret, blanc ou gris, poche démontab à boutons	3 fr. »

Ceinture de rechange, seule . . . . 2 fr. »
Poche de rechange, seule, numéros 1, 2, 3, 4 ordinaires. hommes . . . . 0 fr. 75
— de rechange seule, pour hydrocèle, numéros
5, 6, 7, 8 . . . . 1 fr. 25

Spéculums

99. — **Spéculums** en maillechort et métal nickelé à deux valves et cramaillère pour gynécologie Ces spéculums sont ceux dont se servent les docteurs et chirurgiens pour explorer aisément le fond du vagin et l'ouverture de la matrice Les valves qui s'écartent à volonté rendent l'injection intérieure très facile Les spéculums valent, la pièce :

Petite taill e. 12 f ; Taille moyenne, 15 f.; Grande taille, 18 fr.

100. — **Spéculum** du Dr Fergusson, en gomme noire avec glace intérieure se recommandent aux personnes qui ne sont pas accoutumées à se servir de ces instruments. La pièce. 3 fr. »

101. — **Les Spéculums** de bains ont pour but de faire pénétrer l'eau du bain dans les organes de la femme, et leur usage est hygiénique et indispensable à toute femme qui a le souci de sa santé et de la propreté de son corps.

Prix : 1 fr. 75, 2 fr. 75, 3 fr. 75.

102. — **Sucette** en os avec téline percée. . . . . 0 fr. 75

103. — **Taffetas gommés.** — Les taffetas gommés sont des tissus imperméables qui servent à recouvrir des pansements pour préserver la partie malade, intercepter toute communication avec l'air ambiant, retenir la chaleur ou l'humidité dans les cas de compresse. Ce taffetas très souple se prête à toutes les formes et à tous les besoins.

Ce taffetas vaut le mètre . . . . 1 fr. 50
Il n'en est pas vendu moins de 25 centimètres.

104. — **Taffetas anglais.** — Ce taffetas adhère à la peau et sert à recouvrir les plaies, coupures, déchirures. Il s'applique

directement sur la blessure qu'il protège en permettant au
blessé de se livrer à ses occupations ordinaires sans ressentir
les douleurs que causent les contacts extérieurs sur les plaies,
coupures et déchirures La feuille. . . . . 1 fr. »

105. — Tétines pour Fiberons, la pièce, 0 fr. 10, 0 fr. 15
0 fr. 25, et 0 fr. 50.

106. — Le Tympaneur acoustique, appareil nouveau, pour
le massage du tympan.

Le massage physiologique de l'oreille se fait très facilement
avec cet appareil ; il permet, par une pression graduelle (sur la
membrane du tympan), d'augmenter la mobilité des osselets et
par là même l'ouïe plus sensible

Prix : 30 fr. »

107. — Thermomètres, modèles divers, de 2 à 10 fr. »

Urinaux

Les urinaux sont des appareils en caoutchouc dont se servent
très commodément les personnes atteintes d'incontinence
d'urine et celles que les circonstances obligent à rester longtemps sans satisfaire leurs besoins. Les enfants, fillettes ou
garçons et les malades qui souillent leur lit sont maintenus
dans un état parfait de propreté.

Les Urinaux de jour s'adaptent solidement, sont maintenus
à la jambe et restent complètement invisibles. Ils n'incom-
modent en rien pour la marche et les occupations ordinaires de
la vie.

Les orateurs, les prédicateurs et toutes les personnes
qui ne doivent pas abandonner leurs occupations pendant
un temps prolongé, doivent se munir d'un Urinal portatif
invisible.

108. — Urinal, pour la chambre, en faïence, forme sau-
cière. . . . . 1 fr. 50 et 2 fr. »

Urinal, pour la chambre, en faïence, forme jam-
bon . . . . 2 fr. »

110. — Urinal, pour dames, invisible, en caoutchouc, avec
ceinture . . . . la pièce. 15 fr. »

111. — Ventouses verre, depuis 0 fr. 30 à . . . 0 fr. 60

112. — Vessies à glace, 1 fr. 25, 2 fr. 50 et . . 3 fr. »

113. — Vaporisateur, article très soigné et élégant, depuis . . . . 2 fr. »

Pharmacie Moderne

6, Rue d'Aumale, 6

PARIS

CATALOGUE

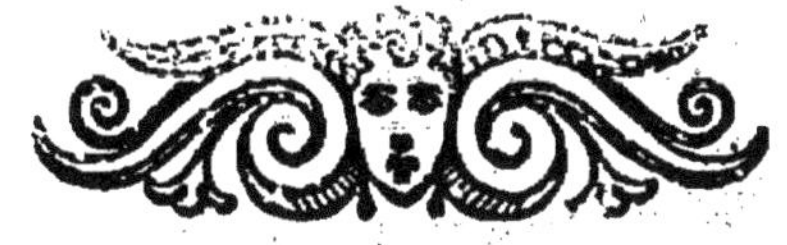

ÉDITION 1911

Avant-Propos

A notre Clientèle

Nous avons le plaisir d'annoncer à notre immense clientèle que dans cette nouvelle édition de notre catalogue nous avons soigneusement éliminé tous les articles, produits, préparations et spécialités dont le caractère réellement utile ou l'efficacité certaine ne nous ont pas paru suffisamment établis par l'expérience.

La réputation de notre Maison et son succès sans précédent sont le résultat du soin que nous apportons sans cesse à toujours donner satisfaction complète à nos clientes et à nos clients.

Cette satisfaction ne peut être réelle que si les produits ou appareils livrés sont de qualité irréprochable.

Nous avons la joie de constater que notre clientèle s'augmente toujours, parce que nous réalisons strictement ces conditions de qualités exceptionnelles auxquelles sont jointes celles d'un bon marché réellement sans précédent.

Nous espérons que vous lirez avec plaisir cette nouvelle édition de notre catalogue, qui vous apporte la nomenclature des meilleurs articles et des meilleures préparations qui existent en pharmacie.

En les utilisant vous pouvez être sûrs que, comme par le passé, les uns et les autres réaliseront le summum de la perfection.

En attendant la faveur de vos ordres, nous sommes à votre disposition pour leur bonne exécution, ainsi que pour vous fournir tous les renseignements dont vous pouvez avoir besoin, sur quelque sujet que ce soit.

LA DIRECTION.

— 3 —

LE LACTUCARIUM

Eau de Toilette Incomparable

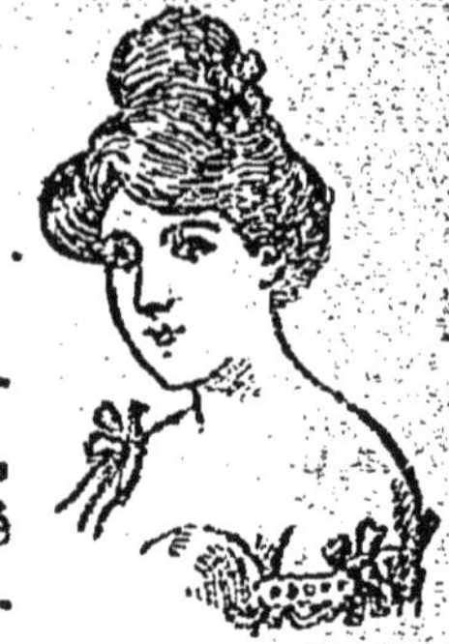

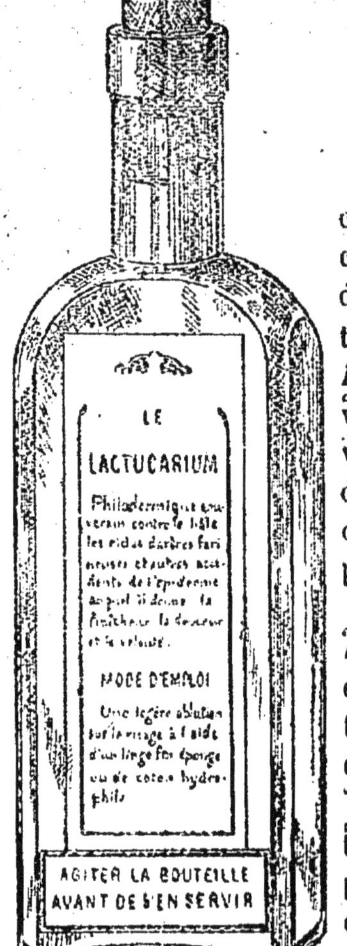

Blancheur, fraî-cheur, jeunesse, charme et beauté du visage, sont ob-tenus par l'emploi journalier du *Lactucarium* ; ce produit est la rosée vivifiante sous l'influence de laquelle votre peau, tout en étant préservée du hâle et des ardeurs du temps, acquiert la blancheur et la fraîcheur les plus parfaites.

En même temps qu'une rosée, *le Lactucarium* est une sève pénétrante et nutritive ; il doit figurer sur la table de toilette de toute femme soucieuse de sa beauté et de sa jeunesse.

Le Lactucarium restera votre eau de toilette, à l'exclusion de toute autre, parce que seul, il possède la propriété de nourrir les cellules de la peau et de les embellir.

Que *le Lactucarium* soit toujours, Mesdames, votre seu-le eau de beauté, et vous resterez indéfiniment belles et jeunes.

L'usage du *Lactucarium* prévient la nécessité de l'emploi de la crème émail ou rend cet emploi inutile au bout de peu de temps Mais disons cependant que la crème émail, étant de même salutaire à la peau, peut être employée concurremment avec *le Lactucarium*, parce qu'elle ajoute un éclat incompara-ble de plus à la fraîcheur du visage que donne *le Lactucarium*.

Prix : le flacon. . . 5 fr. — Par poste, 5 fr. 55.

En vente : Pharmacie Moderne, 6, rue d'Aumale, PARIS

DE LA DIFFÉRENCE QUI EXISTE
ENTRE LES
PRODUITS SPÉCIALISÉS
ET LES
SPÉCIALITÉS

La réclame sous toutes ses formes, journaux, prospectus, affiches murales et lumineuses, inonde le monde entier de spécialités dont le nombre et la diversité augmentent chaque jour.

Combien sont sérieuses ? Nous l'ignorons et voulons l'ignorer ; mais ce que nous savons bien, c'est que toutes sont richement et élégamment conditionnées ; toutes ont ce qu'on appelle du tape à l'œil.

C'est qu'en effet, le *tape à l'œil* est ce qui se voit tout de suite et, entre deux produits d'égale qualité, les faveurs du public ont été jusqu'à présent toujours vers celui qui était le mieux présenté.

Les envois que nous faisons ne possèdent aucun des avantages que donne l'apparence et s'ils se présentent à vous dans une simplicité modeste, mais de bon aloi, ils ont du moins le mérite de tenir plus qu'ils ne promettent, et c'est sur ce point que nous appelons toute votre attention, afin qu'avertis vous puissiez mieux apprécier et juger.

Il importe de distinguer en effet les produits spécialisés des spécialités proprement dites.

Les Spécialités

Les spécialités sont des préparations faites en grandes quantités, d'après une formule invariable et établie de façon que si le produit est incapable de faire du bien, il soit incapable aussi de faire beaucoup de mal.

Les spécialités sont faites surtout pour se conserver indéfiniment et c'est sur ce point essentiel que s'exercent les soins de l'inventeur. Étant donné, en effet, que les spécialités restent souvent durant des mois, voire même des années chez les détaillants, il importe aux intérêts du fabricant que pas un produit ne se gâte.

Lire la suite page 7)

Les principes actifs, les principes utiles, les principes agissants, susceptibles de se modifier sous l'action du temps, sont donc sacrifiés au profit de la durée.

Voilà ce que sont les spécialités dont l'apparence élégante flatte les yeux et détermine les préférences.

Les Produits Spécialisés

Voyons, maintenant, ce que sont les produits spécialisés.

Les produits spécialisés, toujours identiques à eux-mêmes, sont préparés spécialement pour les cas déterminés auxquels ils conviennent absolument.

Un produit spécialisé, s'il est conditionné dans ce but, peut devenir une spécialité, alors que les spécialités ne sont pas toujours des produits spécialisés, c'est-à-dire fabriqués et manipulés pour un résultat précis et déterminé.

La préparation qui résulte d'une ordonnance que fait un médecin, pour la guérison d'une maladie, devient un produit spécialisé chaque fois que la même ordonnance donne lieu à la même préparation.

Le souci du médecin et les soins du pharmacien tendent à créer une préparation efficace ayant des propriétés actives, capables d'agir utilement sans que rentrent en ligne de compte ni l'élégance du récipient, ni la durée de la conservation.

Les produits spécialisés n'ont donc de commun avec les spécialités qui l'attribution. mais alors que les spécialités sont des fantaisies, les produits spécialisés sont des préparations sérieuses et agissantes.

Nous ne livrons à notre clientèle que des produits spécialisés très sérieusement préparés, mais dont il importe de se servir dans un délai plus ou moins court. qui n'est cependant jamais inférieur à 3 mois.

Les étiquettes indiquent, du reste, la durée de la conservation intégrale du produit.

Ceux sur lesquels aucune indication de durée ne figure, se conservent indéfiniment.

Nous avons cru devoir donner ces quelques indications pour que nos lecteurs ne s'y trompent pas et puissent, à l'avenir, reconnaître la différence qui existe entre nos produits et ceux que l'on rencontre généralement dans le commerce.

LA DIRECTION.

— 7 —

Beauté des Seins LE RECTILUS et l'EXUBÉRINE

Découverte admirable et infaillible pour obtenir rapidement et sans autre intervention la fermeté et la reconstitution des seins. Le **Rectilus** n'est pas un aliment à absorber, ni un élixir à prendre, mais un agent de pénétration directe, qui traverse les pores et nourrit les cellules.

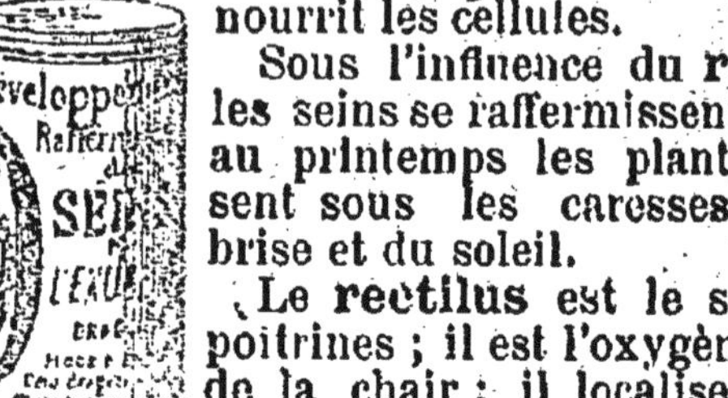

Sous l'influence du **rectilus**, les seins se raffermissent, comme au printemps les plantes croissent sous les caresses de la brise et du soleil.

Le **rectilus** est le soleil des poitrines ; il est l'oxygène vivant de la chair ; il localise les éléments nutritifs que le sang déverse abondamment dans les cellules qu'il imprègne.

Nous venons de préciser le rôle du **rectilus** dans le raffermissement des poitrines, mais souvent les seins ont besoin d'être développés en même temps que raffermis.

Pour atteindre ce double but, les **dragées exubérines** nourrissent abondamment et stimulent les cellules mammaires provoquant l'assimilation par les seins de la meilleure partie des principes nutritifs.

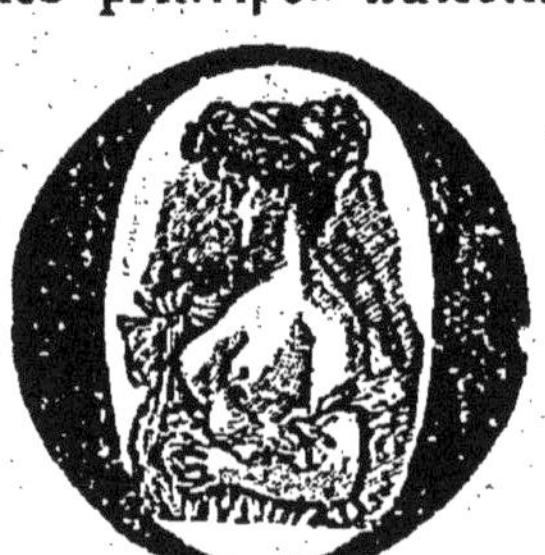

Nous disons donc à toutes celles que désespèrent des seins fatigués ou peu fermes :

Employez le **Rectilus** et les **dragées exubérines**, vos seins acquerront une fermeté solide, durable.

Vous obtiendrez une poitrine vraiment impeccable, une poitrine de marbre, dans toute l'acception du mot.

Depuis que leur efficacité est devenue un fait reconnu et incontestable, tous les médecins les recommandent à leurs clientes.

Le **Rectilus** et les **Dragées exubérines** sont des spécialités sérieuses recommandées par le corps médical, parce qu'elles sont toujours inoffensives et toujours efficaces. Prix : Rectilus, le pot. **6** fr. **25** ; Exubérines, le flacon **6** fr. **25**

En vente : PHARMACIE MODERNE, 6, rue d'Aumale, Paris.

EXPÉDITIONS

Modes de paiement. — Chaque commande doit être accompagnée de son montant, y compris les frais de port. Nous acceptons en paiement les mandats, les bons de poste, les billets de banque, les chèques et toutes valeurs négociables à Paris ; nous acceptons aussi les timbres poste français, mais avec une augmentation de 0 fr. 05 par franc pour le change.

Envois. — Toutes nos expéditions sont faites par retour du courrier ; nous apportons les plus grands soins à l'emballage de nos expéditions ; aucune marque extérieure ne peut laisser soupçonner l'origine et la nature des colis.

Les envois en poste restante ne pourront être recommandés qu'à la condition de ne pas être faits à de simples initiales.

Envois contre remboursement. — Les expéditions contre remboursement, sont toujours faites port à la charge des destinataires ; la même réserve que pour les envois recommandés est faite pour les envois contre remboursement ; ceux-ci ne peuvent être adressés à de simples initales en poste restante. Les envois contre remboursement à l'étranger entraînant des frais assez élevés, nos clients étrangers ont tout intérêt à nous adresser le montant de leurs ordres, en même temps que ceux-ci ; de préférence en mandat-poste international ; d'autre part, les expéditions contre remboursement à l'étranger, ne peuvent être faites que dans les pays qui suivent : Allemagne, Autriche, Belgique Bosnie, Herzégovie, Hongrie, Italie, Norwège, Pays-Bas, Roumanie, Suède, Suisse, Algérie et Tunisie.

Pour tous les envois recommandés à l'étranger, nos clients sont priés de joindre 25 centimes au montant de leur commande.

Renseignements. — Il est répondu à toute demande de renseignements par retour du courrier (joindre un timbre pour la réponse). Nous informons également nos clients qu'ils peuvent être assurés d'une entière et absolue discrétion de notre part, sur tous sujets ou renseignements qu'ils peuvent avoir à nous demander.

DÉPURATIF VRAI
du Professeur BERTRAND

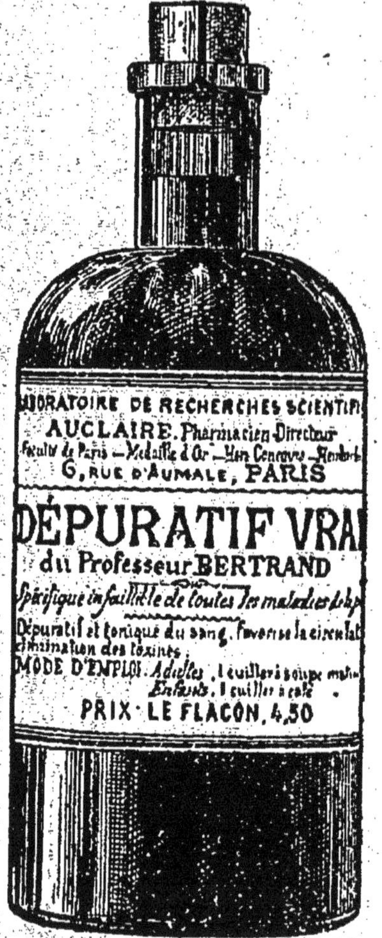

Si vous êtes atteints d'une affection quelconque de la peau telles que dartres anciennes ou récentes, eczémas rebelles, boutons éruptions, plaies etc, utiliser la *radio-active* et prenez le *Dépuratif Vrai* du Professeur Bertrand.

Le *Dépuratif Bertrand* est incomparable, il agit sur les impuretés du sang avec une énergie jusqu'alors inconnue et son action est décisive là où tous les autres dépuratifs ont échoué.

Par son action laxative et rafraîchissante, le Dépuratif Bertrand guérit également et rapidement la constipation, les hémorroïdes, la jaunisse, l'hydropisie et les engorgements du foie.

Les malades qui sont atteints de l'une quelconque des maladies précitées doivent prendre le *Dépuratif Bertrand*. Il n'existe pas de meilleur remède pour débarrasser le sang de toutes ses impuretés. C'est par conséquent le meilleur des dépuratifs. Sa réputation est considérable parce que son efficacité est incomparable.

De plus, le Dépuratif Bertrand est présenté sous un goût des plus agréables, et son usage peut être continué sans le moindre inconvénient aussi longtemps que la maladie le rend nécessaire

Prix, en magasin, le flacon **4 fr. 50.**

Par colis postal, port en plus, soit le flacon, **5 fr. 35** franco.

CATALOGUE
DES
Produits Spécialisés
CLASSÉS PAR ORDRE ALPHABÉTIQUE

(Tous ces Produits sont préparés dans nos Laboratoires)

	Prix		
	pris en magasin		Franco par poste
Antiseptol, l'étui.	Fr. 2		2,15
	sans étui	avec étui	
* Antidote vénérien, le tube. . . .	3	3,50	3,20 3,70
* Baume Antique, le pot		5	5,25
Blondinette, le flacon.		5	5,95
Cachets Ocler antifiévreux, la b^te.		3	3,15
» Bernard antinévralgiques		3	3,15
» de Pipérazine, la boîte. .		5	5,20
* » Dr Lucas digestifs.		3,50	3,75
» anti scléreux.		4,50	4,75
» diabétiques.		3	3,25
Cachou Brun.		1,50	1,65
Calca-phosphure, les 3 kilos. . .		5	colis pos 5,85
	sans étui	avec étui	
* Caloméline Bernard, le tube. .	3	3,50	3,20 3,70
		le flacon	
* Capillogène, le demi-flacon. . .	5	8,50	5,30 8,60
		le flacon	
* Capillus révélator, le demi flao.	5,50	10	5,80 10,60
Capsules antiictériques, l'étui. .		5,50	5,70
* » d'Ibosine, l'étui		3,50	3,70
* » basalmiques Ocler, l'étui		5	5,20 10,20
* » périodiques, l'étui. . .	5, 10 et 15		25,20
» Iodalbumose, l'étui. . .	3	4,50	3,20 4,70
* Céphalose, l'étui..		5	5,20
Chlorure d'éthyle, le tube.		5	5,80
Collyre d'Alibour, le flacon. . . .		2,75	3
Colluloire alcalin, le flacon. . .		1,50	1,70
Comprimés utérophiles, le tube.		5	5.15
* Corriolæ Souverain, la boîte . .		1,50	1,70
Crayon anti-migraine, la pièce. .		1 25	1,40
» anti-verruqueux, la pièce		1,25	1,40
» au nitrate		0,75	0,95

LE SOUVERAIN CORRICIDE INSTANTANÉ

<table>
<tr>
<td>

PIED QUI PLEURE

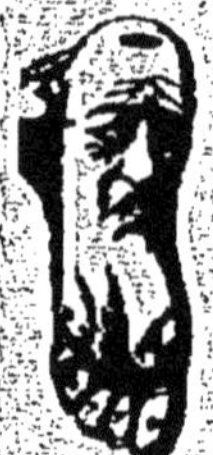

AVANT

</td>
<td>

Une seule application

SUFFIT POUR TUER

LES

Cors les plus profonds et les plus rebelles

TUER SES CORS

QUEL SOULAGEMENT !

NE PLUS SOUFFRIR

QUEL BONHEUR !

</td>
<td>

PIED QUI RIT

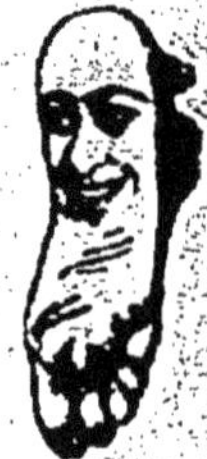

APRÈS

</td>
</tr>
</table>

Le *Souverain Corricide instantané* est le *seul*, *l'unique*, le *vrai tueur de cors* qui les détruit à jamais jusqu'au plus profond de leurs racines.

Le Souverain Corricide instantané est le véritable *Bienfaiteur des pieds*.

LES CHAUSSURES ELEGANTES :

Si vous avez des cors, les chaussures les mieux soignées vous fatigueront inévitablement les pieds et vous deviendront insupportables ; si vous avez les pieds sains, vos chaussures s'adapteront à vos formes sans douleur ni fatigue et vous pourrez alors unir l'élégance à la commodité.

Il faut donc tuer vos cors, vous y parviendrez en employant le Souverain Corricide instantané A l'exclusion de toutes les autres préparations insuffisantes ou inefficaces, le Souverain Corricide instantané est le seul qui fasse disparaître les cors, oignons, œils de perdrix, etc., sans retour possible. La destruction est complète, totale, absolue, sans douleur et sans danger d'aucune sorte.

La boîte, contenant six applications,

1 fr. 50

Par poste : **1 fr. 70**

En vente : Pharmacie Moderne,

6, rue d'Aumale,

Paris

AVANT

APRÈS

	Prix en Magasin	Franco par poste
Crème Olympienne, le pot	PRIX 5	5,25
» Email	petit pot demi pot 1,50 3,50 m. 6	1,80 3,85 6,50
* *Cristallogène*, le flacon	5	5,30
* *Dépuratif vrai du professeur Bertrand*, le flacon	4,50	5,10
* *Dragées Exubérines*, le flacon .	5	5,15
* » d'Hermès »	8,75	9
» d'Hémoplastine »	5	5,15
» Dynamobios »	5	5,15
Eau oxygénée »	2	2,60
Eau de toilette "la Favorite" . .	5	5,60
Elixir du Boulot, le flacon . . .	6	colis pos. 6,85
» *Chabert* »	5	5,15
» *Odontol* »	3	3,40
Epilatus dermique » . . .	5	5,25
Farine chocolatée du Dr Benoît, la boîte	2	2,35
Flacon de sel résurrecteur	2,75	3
Hermès (dragées) La boîte	8,75	9
Infusion Bernard, le flacon	10	10,25
Iodalose »	3	3,25
K organique (sirop) . »	5,75	6
Jouventine, le flacon	5	5,20
Joborandi, le paquet	1,50	1,70
Kohol des Fakirs, le flacon . . .	5	5 15
Lactucarium »	5	5,55
Liq. astringente Virginia, le flac.	5	5,35
Liqueur de Croissance le flac.	4,75	5,05
Lotion Dynamobios, le flacon . .	4,50	4,85
» *St-Louis*, le flacon	4,50	4,70
Médicamentum à base d'huile d'harlem, en gouttes, le flacon .	3	3,20
» en capsules, e flacon .	3	3,15
Mixture dentaire Cadet, le flacon .	1,50	1,65
Nervosine du Dr Clément, le flac.	4,50	4,90
Odontol, poudre, la boîte	3	3,20
Onduline, le flacon	5	5,25
Onguent Napolitain Plaix, le pot.	2,75	8
* *Ophtaline*, le flacon	9	8,25
Orules spéciales « Sanga », la pièce	5	5,25
* *Ozonide*, l'étui	2,95	3,15
Parturine, la boîte	5	5,25

PILULES VIRILOGÈNES

TRIOMPHATRICES DE L'IMPUISSANCE

NOTES DE L'AUTEUR:

La présente étude a pour but de vous faire connaître le seul moyen rationnel que la science moderne met à votre disposition pour rétablir le bon fonctionnement de votre système génital.

Si après avoir pris lecture de ces lignes, il restait encore quelque doute dans votre esprit sur la réalité de nos affirmations prenez l'avis de votre médecin et vous acquerrez la certitude s'il veut prendre la peine d'examiner la formule de notre préparation et d'étudier la raison de son efficacité, que, dans cet exposé, tout est exactement conforme à la vérité.

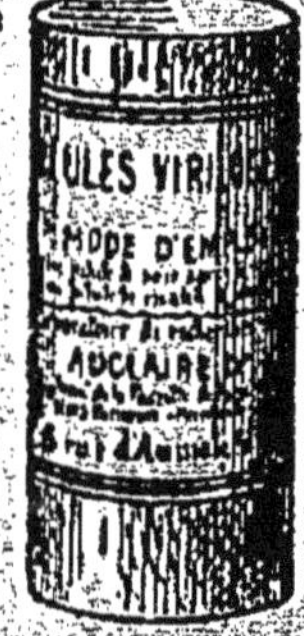

Les Pilules virilogènes que je préconise sont le résultat de très longues recherches, et vous ne saurez jamais ce que j'ai dépensé de patience et de persévérance pour arriver à trouver une préparation capable de réveiller la vitalité de l'appareil génital sans le moindre danger.

Ma Préparation

Je ne puis expliquer exactement comment je suis arrivé à ce résultat, cela étant mon propre secret, mais je garantis absolument que les Pilules Virilogènes produisent un effet merveilleux.

Les Pilules Virilogènes peuvent agir en une heure

Les exemples sont nombreux de personnes qui, ayant pris une dose de pilules le soir en se couchant, ont eu la bonne surprise quelques minutes après d'une action vigoureuse et persistante.

Pendant ces quelques minutes les pilules avaient agi doucement et déterminé sans fatigue l'état vigoureux qui permet l'action décisive.

Un effet aussi rapide n'est pas toujours acquis, mais pour nécessiter quelques minutes ou quelques pilules de plus, le traitement n'en produit pas moins son maximum d'action à l'entière satisfaction du malade.

Si vous avez essayé de soi-disant remèdes contre l'impuissance

Peut-être quand vous lirez ces lignes, aurez-vous déjà été déçu par quelques drogues dont on vous avait dit merveille et qui n'ont abouti à d'autre résultat qu'à vous rendre malade.

Mais n'est-il pas vrai que, du fait qu'un remède et même que des milliers de remèdes ne réussissent pas, cela ne saurait empêcher qu'un autre remède différant totalement des précédents soit d'une efficacité absolue.

Je ne veux certes pas, ni établir de comparaison ni causer de préjudice à personne, mais je crois cependant être le seul qui puisse se glorifier d'avoir trouvé le vrai remède agissant sur la virilité de l'homme et ranimant les forces altérées ou épuisées sans fatigue et sans danger.

Nous garantissons l'efficacité des pilules virilogènes

En résumé, existe-il des aphrodisiaques directs, c'est-à-dire des moyens qui vont par une action spéciale stimuler l'appétit vénérien quand il est en sommeil, le réveiller quand il est engourdi, et qui, par l'excitation du désir local et de la volupté, sont de nature à exalter les fonctions génitales ?

Nous avons déjà répondu affirmativement.

Les pilules virilogènes stimulent l'appétit sexuel et permettent une ou plusieurs actions vigoureuses immédiates.

En dehors de nos expériences et de nos constatations personnelles, qui ne laissent aucun doute sur l'efficacité constante des pilules virilogènes, les docteurs qui les ordonnent ont rapporté des faits absolument probants de leur action sur l'état très vigoureux de l'organe sexuel.

La question est jugée sans appel.

Les Pilules virilogènes sont les seules, et nous insistons sur ce mot, *les seules* qui sont absolument sans le moindre danger sans cesser pour cela d'être absolument infaillible dans leur effet de puissance complète reconquise immédiatement.

Les Pilules virilogènes agissent 2 ou 3 heures après qu'elles ont été prises, « quel que soit l'âge du sujet et l'ancienneté de son impuissance. Cette propriété remarquable qui leur est exclusive excite l'enthousiasme de tous ceux, jeunes et vieux qui les utilisent.

Pilules Virilogènes :   la boîte. . .   **10 fr.**

En vente : *Pharmacie Moderne* 6, rue d'Aumale, PARIS

	Prix en magasin		Franco par poste	
Paquets vermifuges Ocler, les 2 paquets.	PRIX	0,75 le flacon		1
Parfum du diable, l'échantillon .	1	5	1,15	5,40
* *Pastilles Soleil*, la boîte . . .		1,50		1 70
* *Philopède* le flacon.		2,50		2,70
Piloxyl, »		5		5,50
Pilules endormantes, l'étui. . . .		5,50 les 3 boîtes		5,65
» *virilogènes*, la boîte. . . .	10	25	10,15	25,
Pommade Exubérol. le pot. . .		5		5,25
» *Cocaïque* » . . .		5		5,25
» au suifure de zinc radio-actif. le pot.		5.75		6
* *Pommade des 4 fondants*, le pot.		3,50		3,75
» *Hermes*, le pot. . . .		5		5,25
» *astringente Virginia*, le pot.		5		5 25
Pommade acaride D' *Choydat*,		1,75		2
Pommade des Mages, le pot . .		5		5,25
Pommade divine, le pot . . .		5		5, 5
* *Potion du R. P. Léon*, le flac.		4,75		5,25
» de *Fivière* »		3		3,60
Poudre alcaline du Dr Alexandre, la boîte		2,50		2 75
Poudre anti acide du Dr Barroite, la boîte.		2,50		2 70
Poudre anti-asthmatique Ocler		4,50		4,75
» *cholerique des Indes*. .		2 50		2,75
» *résolutive Baer*, . . .		2		2,30
» *aseptique*		3		3, 5
» *au calomel*.		1,50		1,80
» *Entéro-chimique* . . .		4,50		4,70
» *astringente virginia*. .		5		5 35
» *Femina*		4,75		5
» *hygiénique*.		5		5.30
» *hémostatique*		2,75		2 90
» *minérale Clément*. . .		1,50		1 80
» *Nazaline du Dr Khempert*.		1,50		1 65
Poudre Odontol, la boîte. . . .		3		3,25
Poudre de la princesse de Carignan		3		3,25
Poudre de Virginie.		3		3,25
* *Ramonettes*, le carton		0,75		0,90
* *Reclifus*, le flacon		6,25		6,75
Rose Email, »		2		2,20
Rubis sur l'ongle, la boîte		2,50		2,70

	Prix en magasin	Franco par poste
Savon des roses du Gange, le pain	2,50	2,75
* Savon dentifrice Odontol	3	3,20
Sanguine	5	5,20
Sel de lactucarium »	5	5,30
» béatique astringent la boîte	5	5,30
Sève d'Alaska, le flacon	5	5,30
Sidorine Riatla, l'étui	5,75	5,95
Sirop Bernard Desrosnes pour adultes, le flacon	2,50	3,10
pour enfants, le flacon	2,50	3,10
Sirop Labarre, le flacon	2,50	3,10
» d'Iode organique du Dr Martial, le flacon	5,75	6
Solution Gonococcide, le flacon	3	3,55
Solution Parasiticide Mont-louis, le flacon	2	2,30
Souverain Corricide, la boîte	1,50	1,70
Suppositoires virilogènes, » 10 — les 3 boîtes 25		10,20 25,20
» Hermes	5	5,25
Teinture d'iode, le flacon	0,50	0,80
Tœnifuge Bertrand Aîné, l'étui	7,50	7,70
Tisane végétale, la boîte	2,50	2,75
* Topic Indien, le flacon	7	7,60
Vermiseptol, »	3,50	3,75
Vaseline, la demi-boîte — la boîte	1.50 3	1,75 3,35

Spécialités Diverses

	Prix en magasin	Franco par poste
Caféine Houdé, granulée	2,75	3,40
Chloréthyle Benqué	2 40	,65
Coaltar Saponiné Le Beuf	1 70	2
Comprimés de Vichy-Etat	1 75	2
Emulsion Scott	4,50	5,10
Grains de Vichy	2	2,25
Huile de foie de morue	0,80	1 05
Pilules Pinch	2,35	2,55
Sel de Vichy Etat	3,50	3,80
Sinapisme Rigollot, boîte de 10 feuil.	0,85	1
Tisane des Shakers	3,25	3,50
» des Chartreux	3,80	4,05
Vomitif Leroy	2,15	3,40

Mesdames !

Il n'en est pas une parmi vous toutes qui n'ait l'impérieux désir de conserver ou de reconquérir les lignes sveltes, l'allure juvénile, la souplesse élégante, l'éclat et la fraîcheur de la jeunesse. Pour cela il ne suffit plus d'agir superficiellement avec les produits de beauté, il faut agir sur l'organisme lui-même et rétablir ou maintenir l'équilibre parfait des fonctions. Sachez qu'il est désormais possible de « réparer des ans l'irréparable outrage ».

La Jouventine conserve et surtout fait renaître la jeunesse. Elle concentre dans ses molécules toutes les effluves vivantes de la nature à l'action rénovatrice de laquelle elle participe. Elle semble ravir à la création même une parcelle de sa puissance mystérieuse pour la déverser ensuite dans nos foyers

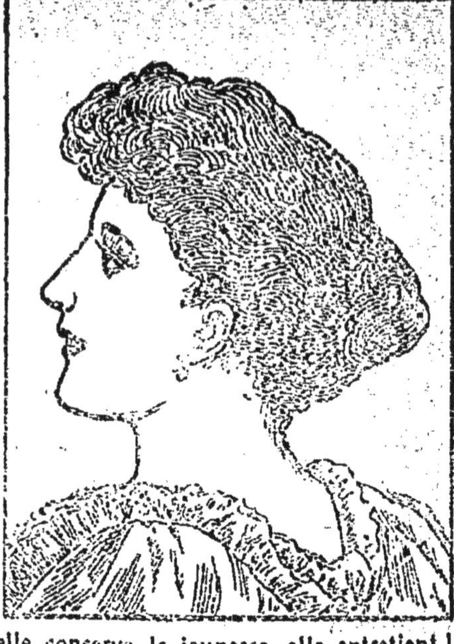

de vitalité. En même temps qu'elle conserve la jeunesse elle entretient la santé, qui en est le corollaire indispensable. Les doubles mentons, les joues rebondies les ventres proéminents, les marches lourdes, n'apparaissent jamais L'attitude de l'homme reste jeune. Le buste de la femme conserve ses proportions au lieu de devenir laid et difforme.

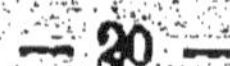

Le teint conserve cette transparence que l'on croirait ravie au lis recouvert du pollen des roses et vous restez Mesdames, toujours fraîchement épanouies dans le triomphe d'une jeunesse incessante. Tels sont les effets désormais certains et contrôlés de « La Jouventine ».

« La Jouventine » est une préparation tout à fait merveilleuse, elle procure la beauté et le charme à toutes celles qui l'emploient, de même qu'elle rend la jeunesse à celles qui ont déjà subi les attaques du temps et de l'âge.

« La Jouventine » est un réparateur vivifiant et salutaire, agissant à la fois sur l'organisme tout entier.

Elle est à la fois la sève et le rayon de soleil, et constitue vraiment le suc de Jouvence qui répare les outrages du temps.

Enfin, et ce n'est pas un de ses moindres avantages, « La Jouventine » est un régulateur des fonctions organiques, elle prévient, de plus, l'obésité et toutes autres formes disgracieuses.

Mesdames ! si vous vous voulez rester belles, fraîches et épanouies dans le triomphe d'une jeunesse incessante, prenez chaque jour un peu de **Jouventine** et vous serez ravies des résultats obtenus Le flacon : **5** fr. ; par poste, **5** f. **20**.

En vente : Pharmacie Moderne, 6, rue d'Aumale, Paris

Le Cristal-Soleil

Dans la presque totalité des cas, les personnes qui portent lunettes ou lorgnons se déclarent satisfaites de verres absolument défectueux. S'il leur est donné de porter des verres parfaits, elles se rendent compte immédiatement de leur immense supériorité. Mais encore, pour juger de la différence, faut-il pouvoir trouver les verres parfaits.

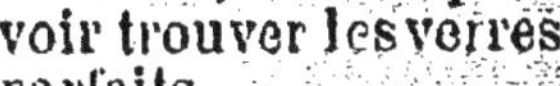

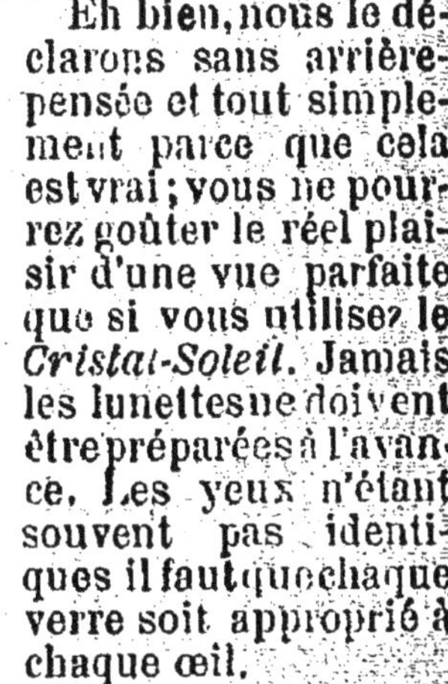

Eh bien, nous le déclarons sans arrière-pensée et tout simplement parce que cela est vrai ; vous ne pourrez goûter le réel plaisir d'une vue parfaite que si vous utilisez le *Cristal-Soleil*. Jamais les lunettes ne doivent être préparées à l'avance. Les yeux n'étant souvent pas identiques il faut que chaque verre soit approprié à chaque œil.

Lorsque le malade essaye des verres montés, lunettes ou lorgnons, il peut choisir un appareil dont un verre seulement s'adapte à un œil alors que l'autre verre contrarie sans qu'on le sache la disposition visuelle de l'autre œil. Dans ces conditions, le verre mal adapté déforme davantage encore la structure de l'œil et compromet la vue du patient. Il est donc indispensable d'essayer chaque verre séparément et ensemble, de manière à s'assurer que chaque verre corrige exactement la vue de l'œil auquel il correspond. Avec cette précaution la vue est nette, limpide, et d'autant plus étendue que le *Cristal-Soleil* en amplifie la puissance lumineuse.

Le *Cristal-Soleil* est b en la découverte la plus importante qui ait jamais été faite en optique. Le Cristal-Soleil n'est pas seulement d'une transparence de première ordre, il est en quelque sorte intra lumineux. Les rayons extérieurs qui le traversent sont amplifiés, multipliés, et c'est comme un flot de lumière douce qu'il déverse dans vos yeux. Mais ce flot n'est pas éblouissant, il est seulement éclairant et reposant, même au point que dans une demi-obscurité, l'œil reçoit encore un faisceau de lumière très grand.

PRIX. — Sur monture ordinaire (voir clichés lunettes et lorgnons) munis de *Cristal-Soleil* sont vendus : Les deux verres avec la monture :   12 fr
Franco par la poste :   12 fr. 50
Demandez renseignements spéciaux pour les montures de luxe.

de chacun viennent confirmer les expériences des milliers de fois renouvelées qu'ont faites les savants de l'Institut Scientifique et Médical de France.

Description de l'Optogène

L'Optogène est un appareil représenté par la figure ci-dessus, qui se compose d'une bouche pneumatique en caoutchouc, fermée par un manche en os *ad hoc*. — La disposition de l'appareil est telle que son application ne peut jamais être défectueuse même dans les mains les moins expérimentées. La boule pneumatique constitue un matelas d'air sphérique dont la pression toujours identique à elle-même s'exerce totalement sur l'axe de l'œil en même temps que sur toute son étendue, sans qu'il puisse y avoir dérivation dans son action ni meurtrissure dans sa pression.

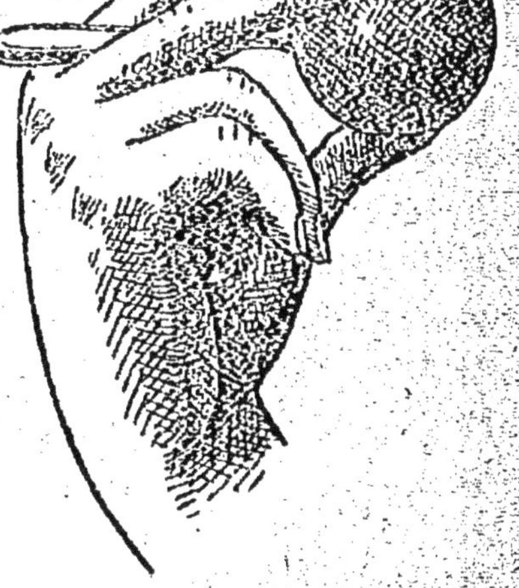

Mode d'emploi

La gravure ci-contre indique comment il faut se servir de l'Optogène. La tige ainsi placée entre l'index et le majeur, permet aux doigts, appliqués sur la partie sphérique de diriger l'Optogène facilement maintenu. Dans cette position, il suffit d'exercer trois ou quatre pressions se succédant immédiatement sur chaque œil et d'aller tour à tour de l'un à l'autre pendant une minute ou deux.

En procédant ainsi la myopie sera en quelques jours améliorée et la guérison définitive ne demandera que quelques semaines. Le fait est prouvé par un nombre maintenant incalculable de résultats.

Prix de l'Optogène (l'appareil) : 5 fr. 75

" PASTILLES SOLEIL "

Antiseptiques — Anesthsiques

Prix : 1 fr. 50

GUÉRISON PROMPTE

De tous les maux

de Gorge

et affections de la Bouche

Les maux de gorge et les affections de la bouche sont toujours inquiétants et il est très précieux d'avoir à sa disposition un médicament capable de les guérir toujours et très rapidement. Les *Pastilles Soleil* sont absolument le remède idéal.

La Santé de l'Œil

PAR

L'OPHTALINE

L'Ophtaline est une préparation à la fois stimulante et assouplissante des tissus. En pénétrant les cellules de l'œil, elle le rend plus maléable aux efforts de l'Optogène ; elle augmente la mobilité des muscles ciliaires et facilite les mouvements de l'accommodation.

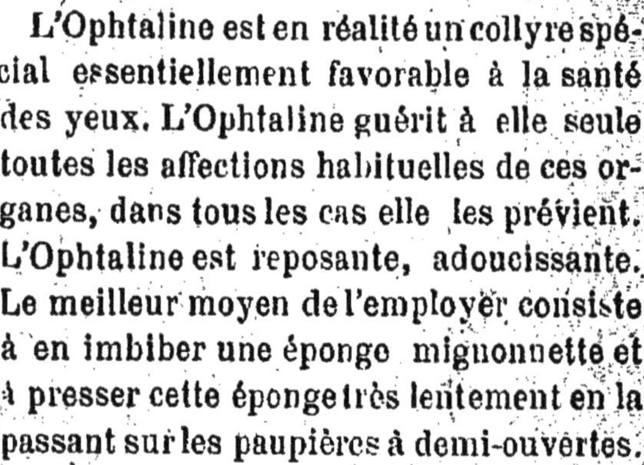

L'Ophtaline est en réalité un collyre spécial essentiellement favorable à la santé des yeux. L'Ophtaline guérit à elle seule toutes les affections habituelles de ces organes, dans tous les cas elle les prévient. L'Ophtaline est reposante, adoucissante. Le meilleur moyen de l'employer consiste à en imbiber une éponge mignonnette et à presser cette éponge très lentement en la passant sur les paupières à demi-ouvertes.

L'Ophtaline est sans contredit le meilleur des collyres, d'autre part elle joint aux qualités et avantages ci dessus, celles de décongestionner l'œil pour prévenir les inflammations multiples qui peuvent affecter celui ci telles que ophtalmies, conjonctivites, affections lacrymales, etc.

Donc, si on a mal aux yeux, il faut, sans hésiter et le plus tôt possible, employer l'ophtaline.

Prix : le flacon. . . . . 3 fr.

»   franco par poste. . . 3 fr. 40

Guérison affirmée

Des affections des voies respiratoires

Toux, Catarrhes, Asthme
Bronchite, Phtisie, Pneumonie

PAR

L'OZONIDE

L'importance exceptionnelle de cette spécialité nous a obligé, pour sa présentation, à lui consacrer une étude démonstrative très complète que le cadre général de ce catalogue ne nous permet pas de reproduire.

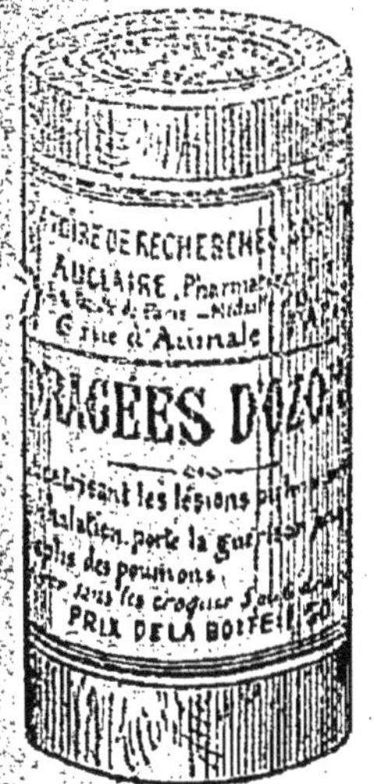

La guérison certaine des maladies des voies respiratoires est un bienfait si précieux pour un nombre tellement considérable de personnes, qu'avant d'accorder ses préférences à une médication, il est nécessaire d'être parfaitement renseigné sur sa valeur. C'est pour ne laisser aucun doute dans l'esprit de nos lecteurs, que nous avons consacré à l'étude de l'OZONIDE un chapitre spécial et détaillé que nous adressons gratuitement à toute personne qui nous en fait la demande.

Disons, tout de suite, pour ceux à qui peuvent suffire ces quelques lignes pour les convaincre, que L'OZONIDE n'est pas une découverte due à nos seuls mérites, mais qu'elle est le fruit des travaux que les grands maîtres de la science ont faits, et dont tout le monde a pu lire les comptes-rendus dans tous les journaux. Donc, si vous êtes atteints de toux, catarrhes, bronchites, phtisie, pneumonie, prenez l'Ozonide et vous serez rapidemrent guéris. Il suffit de prendre un premier étui pour se rendre compte des bienfaits de cette préparation.

Prix de la boîte : 2 fr. 95. — Par poste franco : 3 fr. 15

Si vous voulez éviter
TROUBLES MENSUELS ET IRRÉGULARITÉS
MESDAMES
Demandez
Capsules périodiques.
Pharmacie OCLER, 6, rue d'Aumale, Paris.

Canule indispensable et idéale dite le VAPORI-SPÉCULUM

Depuis la découverte du Vapori-Speculum la femme peut facilement sans le secours de personne, projeter elle même à l'ouverture de la matrice sous forme liquide ou sous forme poudre, les principes utiles à l'entretien de sa santé ou à la guérison de sa maladie.

Cette projection se fait de la façon la plus pratique, la plus facile, sans qu'il soit possible de se tromper.

Le **vapori-spéculum** est l'appareil facile, rapide, agréable, discret.

Des conditions que doit remplir une injection pour être utile

Le **vapori-spéculum** réalise au plus haut point, l'idéal complet de la perfection absolue, parce qu'il sert indifféremment comme insufflateur de poudre médicamenteuse et comme canule à injection, et son usage dans ce double emploi est amélioré d'un perfectionnement admirable jusqu'alors inconnu, puisqu'aucun autre appareil ne le possède.

Tous les médecins, sages-femmes et les auteurs, déclarent avec raison que sur dix injections, que prend n'importe quelle femme, neuf sont inefficaces parce qu'elles n'atteignent pas le but pour lequel elles sont prises.

En effet pour qu'une injection ou une insufflation de Poudre médicamenteuse les conditions de bonne exécution étant les mêmes dans l'un et dans l'autre cas, — produisent le résultat qu'on en attend, il faut que la matrice soit directement et largement atteinte par l'eau de l'injection ou par la poudre de l'insufflation.

Or, il arrive neuf fois sur dix que l'eau ou la poudre n'atteignent que le cul-de-sac du vagin.

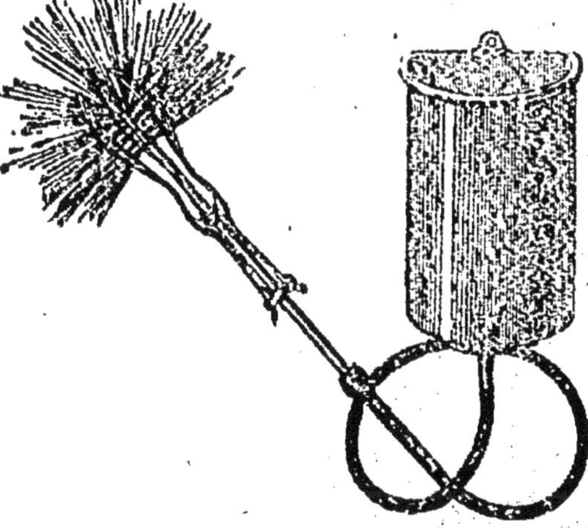

La matrice étant flottante dans l'évasement vaginal subit l'influence des mouvements du corps, si bien que, selon la position de la femme, l'ouverture utérine reste ou ne reste pas dans l'axe vaginal, mais se cache au contraire derrière quelques replis antérieurs ou postérieurs.

Par exemple, lorsque la femme est accroupie, le vagin se trouve plus fortement applati et replié sous le poids des intestins, de sorte qu'une injection ou une insufflation dans ces conditions se perd inévitablement dans un cul-de-sac.

Il fallait donc pour mettre la matrice dans l'axe du vagin, se tenir le corps droit de préférence légèrement recourbé en arrière assise ou debout, mais ces positions étant difficultueuses il était nécessaire de pouvoir atteindre l'ouverture de la matrice en toutes circonstances, quelle que soit l'attitude du corps et cela de la façon la plus sûre, la plus inévitable, la plus certaine. C'est précisément, en quoi consiste le perfectionnement très ingénieux du vapori-speculum.

Après l'introduction de l'appareil et avant l'insufflation de la Poudre, il faut ouvrir les ailettes.

Ces ailettes en s'ouvrant écartent les parois vaginales dégagent l'ouverture utérine et enlèvent tout obstacle qui aurait pu empêcher d'atteindre directement le col de la matrice. On ferme les ailettes pour retirer la canule.

Ajoutons que la culasse de la canule s'adapte au réservoir de la poire à insuffler ou au tube en caoutchouc qui permet pour les injections l'emploi de la douche ou d'un injecteur quelconque.

De la nécessité des injections avec le vapori-spéculum

En résumé, nous posons en principe qu'une femme ne conservera l'éclat et la fraîcheur de son teint que si elle prend des injections hygiéniques et *nous insistons* pour affirmer qu'une injection ne peut être utilement prise qu'avec le **vapori-spéculum**.

Il est absolument certain que prendre une injection avec toute autre canule revient à ne pas en prendre.

Seul le **vapori-speculum** assure un lavage total, complet et salutaire.

Rien ne peut remplacer le **vapori-speculum**.

Il faut que chaque femme ait son **vapori-speculum** qui lui est aussi indispensable que ses dents pour manger ou ses yeux pour regarder.

Cette comparaison peut paraître excessive mais elle est juste.

Le **vapori-speculum** exige une dépense immédiate un peu plus élevée que l'achat d'une canule ordinaire mais les canules sont souvent renouvelées tandis que le **vapori-speculum** ne s'usant pas dure toujours.

Prix du Vapori-Speculum complet. . . . **20 fr.**
Séparément: la capsule seule . . . . . **15 fr.**
»   la poire à insuffler. . . . . **5 fr.**

ANTISEPTOL

Le plus puissant

Le plus pratique

Et le plus parfait

Des Antiseptiques

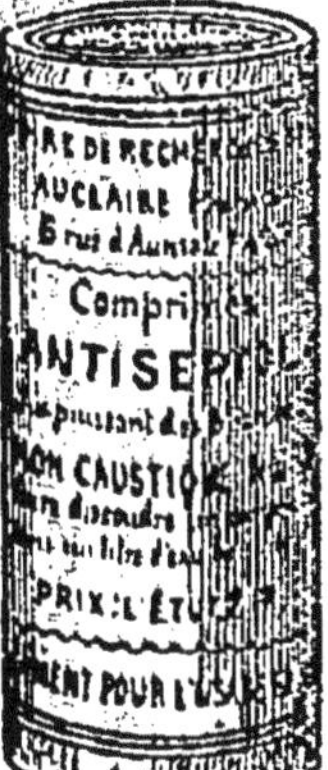

Comme son nom l'indique, l'antiseptol est l'antiseptique le plus actif. Il a l'avantage de n'être ni caustique, ni irritant, et de n'attaquer ni les métaux, ni les étoffes, et de ne pas les tacher, contrairement à la plupart des autres antiseptiques, comme le sublimé, le permanganate de potasse. le chlorure de zinc. etc L'antiseptol est un microbicide très puissant et infiniment supérieur à tous les autres microbicides réputés.

Livré sous forme de comprimés, il suffit d'en faire dissoudre un dans un litre d'eau préalablement bouillie, la dissolution s'effectue très rapidement, *même à froid.*

L'antiseptol est indispensable pour tous les soins journaliers de la toilette et du corps.

L'antiseptol est, de plus, un préservatif sûr et certain, en cas d'épidémies et de maladies contagieuses.

L'antiseptol cicatrise rapidement les plaies de toute nature, telles que brûlures, blessures, déchirures, etc.

L'Etui : **2** francs. - Franco poste : **2** fr. **15**

En vente : Pharmacie Moderne,

6, rue d'Aumale, PARIS

Les Capsules Périodiques

sont une préparation sérieuse avec laquelle on évite douleurs et irrégularités des époques les plus pén.

En : Ph⁰ OCLER, 6, Rue d'Aumale, Paris.

Pharmacies de Poche

A la suite de nombreuses demandes de nos fidèles clients, nous avons l'honneur de leur présenter ci-après, des petites pharmacies de poche, des plus utiles, des plus commodes et des plus pratiques.

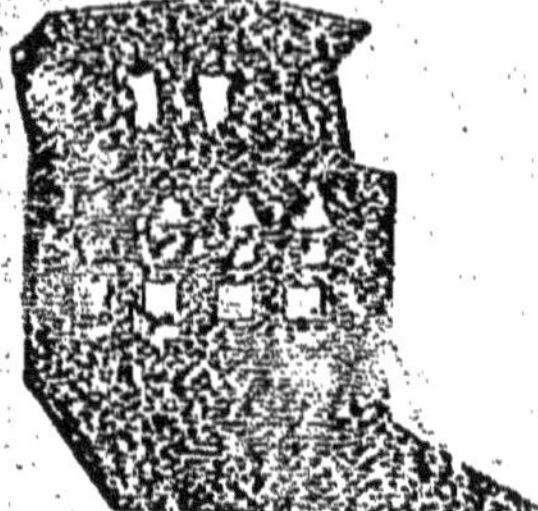

En des minuscules boîtes et étuis, nous avons réuni les médicaments les plus urgents et les plus indispensables, pour le pansement d'une plaie, pour le soulagement d'un malaise subit, ou d'un accident imprévu et spontané.

Nos petites pharmacies constituent un accessoire indispensable au voyageur, au cycliste, au touriste, à l'automobiliste, etc.

Remédier sur le champ, mettre à la portée de tous la guérison ou tout au moins le soulagement immédiat aux accidents ou malaises brusques et inopinés, tel a été notre but, en créant ces pharmacies.

MODÈLE A : 3 fr. 95

Dimensions : long., 0.10 cent. ; larg., 0.08 cent. ; Poids : 125 gr.

Contenant : Cinq flacons

Ether, Arnica
Collodion élastique
Ammoniaque
Acide phénique pur

Une trousse composée de :
1 paire de ciseaux à pansement
1 lancette
1 pinceau

1 crayon nitrate d'argent

Un portefeuille composé de :
Baudruche gommée
Taffetas anglais, Gaze chiffon
Compresses de gaze hydrophile
Bande de tangeps
Coton hydrophile
Epingles à pansement

MODÈLE B : 5 francs

Dimensions : long., 0.13 cent. ; larg., 0.08 cent. ; Poids : 150 gr.

Contenant : Six flacons

Arnica, Ether
Collodion élastique
Ammoniaque
Acide phénique pur
Elixir parégorique

Une trousse composée de :
1 paire de ciseaux à pansement
1 lancette, 1 pinceau

1 crayon nitrate

Un portefeuille composé de :
Baudruche gommée
Taffetas anglais, Gaze chiffon
Compresses de gaze hydrophile
Bande de tangeps
Coton hydrophile
Epingles à pansement

MODÈLE C : 12 francs

Dimensions : long., 0.16 cent. ; larg., 0.08 cent. ; Poids : 350 gr.

Contenant en plus des produits énnoncés dans le modèle B,
1 flacon extrait de Saturne, 1 flacon Baume du Commandeur,
1 compte-gouttes, *Le tout dans un étui en maroquin véritable,
très solide, article riche,*
Pharmacies de Voyage, de Familles, depuis 5 fr. 95 jusqu'à 75 fr.

L'Embonpoint nuit à la Beauté

La certitude de maigrir est désormais acquise au profit de la Santé

Note de l'auteur sur la SIDORINE BLATTA

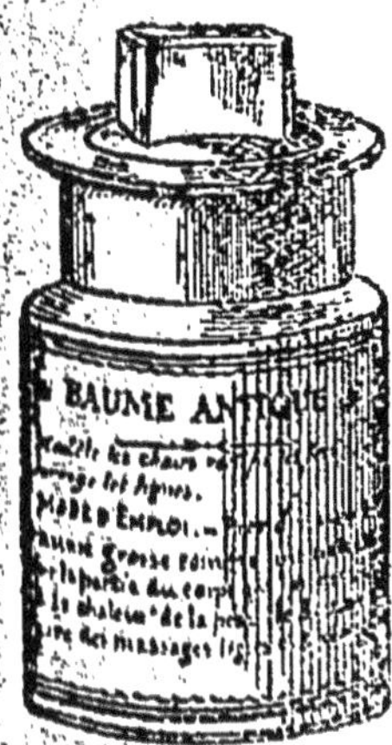

J'ai trop le souci de la probité scientifique et le sentiment de ma dignité professionnelle pour négliger de dire la vérité, mais seulement la vérité.

La *Sidorine* fait maigrir, et pour s'en convaincre, il suffit de l'essayer, mais j'ajoute qu'elle fait maigrir au profit même de la santé et cette qualité essentielle constitue une supériorité qui ne sera pas de si tôt égalée.

Si vous avez trop d'embonpoint, si vous vous êtes laissées envahir par la graisse, si l'obésité vous affecte ou si elle vous menace, n'hésitez pas un seul instant, prenez la *Sidorine Blatta* et employez le *Baume Antique*. La *Sidorine Blatta* est un élément d'une énergie jusqu'à-lors inconnue en même temps qu'exempte de tout danger au point de vue de la santé. Au contraire ; elle est hygiénique et salutaire ; loin de fatiguer l'estomac, elle le repose ; loin de délabrer les tissus, elle les tonifie.

La *Sidorine Blatta* rétablit l'équilibre en ramenant le corps à de justes proportions. La *Sidorine Blatta* fait perdre un kilo par semaine, sans fatigue aucune, parce qu'en même temps qu'elle fait fondre elle fortifie.

Donc, si vous voulez maigrir, prenez la *Sidorine Blatta*. Le succès est certain en même temps que la *Sidorine Blatta* est garantie absolument inoffensive. Ne craignez donc plus de vous rendre malades en vous faisant maigrir, car vous pouvez maigrir en conservant, voire même en rétablissant votre santé. Voilà la vérité.

[Lire] ci-contre le chapitre « Baume Antique »

Baume Antique

Le *Baume Antique* est un dissolva t des tissus graisseux. Tandis que la *Sidorine Blatta* ramène le corps dans ses proportions normales, le *Baume Antique* sert à le façonner selon les besoins de l'esthétique.

Ce qui revient à dire que la *Sidorine Blatta* fait maigrir le corps dans son ensemble, tandis que le *Baume ntique* n'agit que sur la partie du corps sur laquelle on l'applique.

Sans avoir besoin de maigrir en général, certaines personnes ont avantage à voir diminuer certaines parties, telles que le menton. la gorge le ventre, les hanches.

D'autres maigrissent inégalement. Le *Baume Antique*, dans ce cas, devient un correcteur. qui dissout les parties trop charnues et n'agit qu'à l'endroit où il est appliqué.

Pour employer le *Baume ntique* vous procédez de la façon suivante : vous prenez un linge très fin que vous faites tremper dans l'eau très chaude Vous tordez le linge et vous l'appliquez sur la partie du visage ou du corps que vous désirez masser.

Vous renouvelez deux ou trois fois cette application, puis, prenant aussitôt après gros comme une noisette de *Baume Antique*, vous massez la partie à modeler. Le *Baume Antique* fait disparaître également les rides

S'agit-il, par exemple, d'enlever les rides du front, vous imprimez à vos doigts un mouvement de rotation qui étend le baume en appuyant ce mouvement de bas en haut.

Les rides du rire, vulgairement appelées pattes d'oie, s'enlèvent en frictionnant dans la direction des rides elles-mêmes ; ces frictions doivent être légères.

Pour rendre les joues potelées et donner aux muscles de la mâchoire un contour gracieux, il faut commencer aux coins de la bouche et frictionner selon un mouvement de rotation jusqu'à l'oreille.

Les bajoues et les mentons doubles nécessitent un soin tout particulier Il s'agit de pétrir la chair avec les doigts pendant quelques minutes, et par un mouvement de rotation de masser ensuite avec le *Baume Antique*. Le massage commence en haut et se termine à la base de la gorge, qui semble fondre comme par enchantement, et qui se modèle de la façon la plus heureuse.

Le *Baume Antique* agit avec une égale énergie sur n'importe quelle autre partie du corps et, sous son influence bienfaisante, disparaissent aisément, les bourrelets, les empâtements et autres imperfections des formes et du ventre.

Prix du Baume Antique, le pot : 5 fr. ; franco par poste : 5 fr. 80
Prix de la Sidorine Blatta, l'étui : 5 fr. 75; franco poste 5 fr. 95

Laboratoire d'Analyses
Médicales, Industrielles, Agricoles et Pharmaceutiques
de la Pharmacie Moderne

Urines	Prix
Examen sommaire : Recherche qualificative des éléments pathologiques (albumine ou sucre).	3 »
Dosage du glucose (sucre du diabète, de l'urée, de l'acide phosphorique, des chlorures). chaque	5 »
Examen micrographique des sédiments.	10 »
Recherche du **Micrococus gonorrhœ** ou du **bacille tuberculeux**. chaque	10 »
Analyse complète comprenant les déterminations physico-chimiques ordinaires, le dosage des éléments normaux et pathologiques, l'examen microscopique des sédiments et les recherches bactériologiques.	20 »
Calculs Analyse qualitative.	20 »

Crachats	
Analyse complète micrographique et bactériologique.	30 »
Recherche spéciale du bacille tuberculeux.	10 »
Recherche du diplococus de la pneumonie et des schyzomicètes..	10 »

Eaux potables	
Examen sommaire au point de vue des emplois domestiques.	10 »
Degré hytrotimétrique complet.	10 »
Essai hydrométrique complet.	10 »
Dosage des matières organiques.	5 »
Analyse complète (méthode du Comité consultatif d'hygiène).	30 »
Examen bactériologique (recherche des microbes pathogènes.	50 »
Recherche des causes de l'infection dans les eaux contaminées, 10 à	30 »
Eaux minérales dont la composition est inconnue.	300 »

Engrais	
Dosage de l'**Azote** organique, nitrique ou ammoniacal. chaque	10 »
Dosage de l'**Azote total** (procédé Kjeldah').	20 »
Dosage de l'**Acide phosphorique** total, soluble dans l'eau ou soluble dans le citrate d'ammoniaque (acide phosphor. assimilable), chaque	10 »
Dosage de la **Potasse**.	10 »

Bières	
Dosage de l'alcool, de l'extrait et des cendres.	19 »
Dosage des matières sucrées, de la dextrine et des matières albuminoïdes.	20 »
Recherche des antiseptiques (sulfates, borax, acide salicylique), chaque.	10 »
Détermination spéciale.	25 »

Vins	
Examen sommaire : Alcool.	5 »
Examen sommaire : Alcool et Extrait, identité de la matière colorante, Évaluation du plâtrage à plus ou moins de 2 gr. par litre, recherche de l'acide salicylique.	20 »
Chacune des détermination précédentes.	10 »
Dosage des sulfates, des chlorures, de la crème de tartre, du tanin, du sucre réducteur, de l'acidité. chaque dosage	10 »

	Prix

Analyse complète (méthode du Comité consultatif des Arts et Manufactures) . . . . 40 »

Examen micrographique des dépôts et ferments de maladies . » »

Eau de Seltz : pression du gaz, acides minéraux libres et métaux toxiques . . . . 20 »

Vinaigres

Degré acétimétrique . . . . 5 »

Recherche les acides minéraux . . . . 10 »

Analyse complète (voir Vins) . . . . 40 »

Laits

Analyse complète . . . . 30 »

Détermination du mouillage, de l'écrémage . . . . 10 »

Dosage du beurre, du sucre, de lait, des albuminoïdes et des sels . . 20 »

Recherche des antiseptiques . . . . 10 »

Analyse bactériologique . . . . 20 »

Huiles. Recherche des falsifications . . . . 10 à 30 »

Beurres. Recherche de la Margarine par le dosage des acides gras fixes . . . . 20 »

Farines, Pains

Dosage du gluten . . . . 10 »

Recherche des fécules étrangères . . . . 10 à 20 »

Recherche de l'alun, du sulfate de cuivre ou des métaux toxiques, chaque 5 »

Déterminations spéciales . . . . 6 à 20 »

Chocolats, Cafés, Thés, Poivres, etc. Recherche des falsications . . . . 10 à 30 »

Sirops d'agrément, Confitures, etc.

Dosage du glucose . . . . 10 »

Recherche des antiseptiques . . . . 10 à 20 »

Recherche de la gélose . . . . 5 »

Fibres textiles. Examen chimique et microscopique . . . . 10 »

Titrages volumétriques en général . . . . chaque 10 »

Dosage du tanin . . . . 10 »

Chaux, Ciments, minerais, alliage et divers

Par élément trouvé . . . . 5 »

Par élément dosé . . . . 10 »

Essais et dosages pharmaceutiques

Conditions ordinaires

Sang

Analyse complète microscopique et bactériologique . . . . 30 »

Suc Gastrique

Analyse complète . . . . 20 »

Epanchement, sérosité, liquide pleurétiques

Analyse complète . . . . 30 »

Recherches bactériologiques

Recherche du bacille de Klebs (dipthérie) dans les fausses membranes . 20 »

Recherche du bacille d'Eberth (fièvre typhoïde . . . . 20 »

Recherche du coli bacille (bactérium coli commune) . . . . . 20 »

Eclat et Blancheur nacrée des Dents

OBTENU PAR L'EMPLOI DE
L'ODONTOL

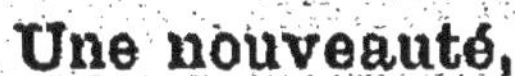

Une nouveauté,

Une Innovation,

Un Succès

Merveilleuse application de la Méthode pastorienne.

Nettoie mieux
Coûte moins cher
Est plus agréable.

que les meilleurs dentifrices

Préparation heureuse et incomparable, d'un goût exquis, d'une odeur délicieuse, d'un emploi facile, d'une supériorité reconnue

qui assainit la bouche et lui donne son parfum, raffermit les gencives et dissout les scories, prévient la carie et les affections microbiennes, blanchit les dents et leur donne cette apparence laiteuse, nacrée, éclatante d'une pureté parfaite.

L'Odontol est un produit spécial savamment préparé d'après les données chimiques très précises, qui ralise un progrès réel et très certainement insurpassable dans l'art d'assainir la bouche et de nettoyer les dents.

Pour que dans un sourire vos lèvres s'entr'ouvrent sur un clavier de nacre,

employez l'Odontol

De tous les dentifrices, l'Odontol est le maître, le souverain, le triomphateur.

SUCCÈS Incontestable, incontesté, complet

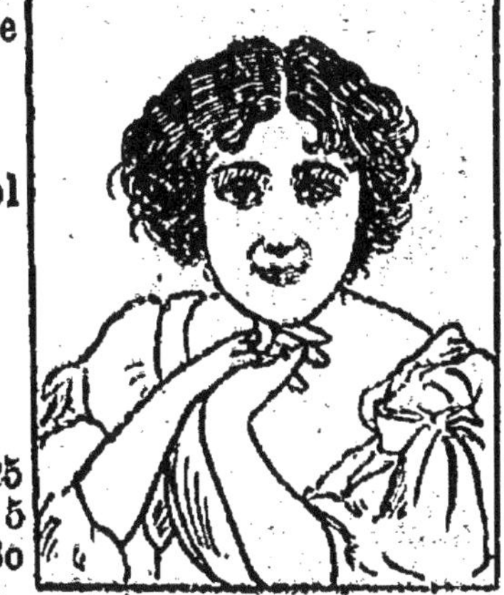

Poudre, la boîte. 3 fr. franco p. poste, 3,25
Savon, le pain. 3 fr.   »   3,15
Elixir, le flacon. 3 fr.   »   3,30

Capsules Balsamiques

*Le plus rapide, le moins douloureux, en un mot le meilleur
Traitement de la* Blennorrhagie *dite* Chaude Pisse

Guérison Certaine en quelques Jours

Traitement général

Ce traitement comporte une diète ou demi-diète conseillés par l'état d'acuité de la maladie et l'absorption aussi grande que possible de tisanes émollientes et adoucissantes. Les tisanes recommandées sont celles de graines de lin, racines de guimauve, petit lait clarifié, orge, etc.

A cela, il convient d'ajouter l'absorption des capsules balsamiques Ocler, qui communiquent à l'urine des propriétés anti-septiques et thérapeutiques déterminant à la guérison de la maladie.

Ces produits sont préparés généralement sous forme de globules, pour en faciliter l'absorption et se trouvent dans toutes les pharmacies. Nous conseillons ceux de nos lecteurs qui désirent réaliser des économies et posséder tous les accessoires utiles au traitement rationnel et sérieux de la blennhorrhagie, de demander le nécessaire complet anti-blennorrhagique de l'*Institut Scientifique et Médical de France,* qui est en vente dans nos *Laboratoires de Recherches Scientifiques.*

En résumé: Lorsque, d'après les symptômes, une personne se croit atteinte de chaude pisse, elle doit immédiatement essayer de faire avorter la maladie en faisant des projections de Caloméline 3 ou 4 fois par jour; mais s'il est déjà trop tard, il faudra procéder de la façon suivante:

1° Suivre un régime alcalin, adoucissant, et éviter la fatigue et les excès;

2° Se munir d'un suspensoir bien fait auquel est adaptée une poche de propreté en caoutchouc dans laquelle on remplace deux à cinq fois par jour un tampon imbibé d'anti-septol;

3° Laver le gland et le prépuce fréquemment et surtout chaque fois que l'on aura uriné, avec de l'*Eau Antiseptolée* (un comprimé d'antiseptol par litre d'eau);

4° Prendre de 6 à 12 *Capsules Balsamiques Ocler* par jour entre les repas avec, chaque fois, un verre ou deux de *Tisane végétale*.

5° Lorsque les douleurs auront à peu près complètement cessé, commencer les injections d'abord avec de l'eau bouillie tiède (pendant deux jours), puis avec de l'eau bouillie également tiède, mais à laquelle on aura ajouté une cuillerée à café de Solution Gonococcide par litre (pendant deux jours); puis on augmentera la dose de Solution Gonococcide, dont on mettra deux cuillerées à café par litre.

Pour ces injections, on se servira d'une seringue en verre ou d'une poire en caoutchouc de petite dimension.

Avec ce traitement la guérison est certaine, relativement indolore et ne dure que quelques jours. Nous affirmons bien haut que nul autre traitement ne peut être comparé à celui-ci; il est le seul usité dans tous les hôpitaux qui se sont fait une spécialité de guérir la chaude pisse vite et bien.

Prix d'un Suspensoir. . . . . 1 fr. 75 et 3 fr. 75 1ʳᵉ qualité.

Prix d'une Poche de propreté. . . . . 3 fr. »

Prix d'un Paquet de Ouate hydrophile . . . . . 1 fr. »

Prix d'une Boîte de Comprimés d'Anti-Septol (les 10 comprimés en tube) . . . . 3 fr. »

Prix d'un Flacon de Capsules Balsamiques Ocler (en étui). . . . . 5 fr. »

Prix d'une Seringue à Injections . . . . 1 fr. 50

Prix d'un Bock avec Tube en Caoutchouc . . . 3 fr. 50

Prix de la Canule spéciale. . . . . 1 fr. 50

Prix d'un Flacon de Solution Gonococcide . . . . 3 fr. »

Prix d'une Boîte de Tisane Végétale (20 paquets) . . 2 fr. 50

Ensemble le traitement complet pour une guérison parfaite: 25 francs. Des conditions spéciales de paiement pourront être accordées sur demande.

HERMES DRAGÉES

Guérison certaine et absolue de la Syphilis

Quelques extraits d'un article du célèbre Docteur Emery, paru dans *Le Matin* serviront de préface à l'annonce d'une préparation appelée *Hermes* qui réalise le summum de la perfection dans la guérison certaine et absolue de la syphilis.

« Les médecins sont à l'heure présente les témoins, j'allais dire les victimes, d'un phénomène qu'il était facile de prévoir. La foule des avariés se rue à l'assaut des heureux détenteurs du précieux remède.

« C'est pour tous ces malades, sans exception ni distinction d'aucune sorte, le salut définitif, la mise hors d'atteinte du mal tant redouté, la cure certaine des infirmités les plus invétérées ; je dirai presque : la résurrection !

« Les malades atteints d'avarie ne laissent plus ni trêve ni repos à leurs médecins, les pressant de questions, les harcelant de supplications, les sommant de guérir au plus vite et sans discussion leur affection. Les pharmacies sont prises d'assaut, et la foule ne comprenant pas qu'on lui marchande encore la miraculeuse panacée, s'étonne et s'énerve ».

Et parlant ensuite des préparations mercurielles, le docteur ajoute :

« Certes, les syphiligraphes ont longuement discuté entre-eux les mérites différents des préparations mercurielles. Certaines ont été condamnées pour n'avoir point été employées avec toute la prudence et le discernement voulus. (Quelle leçon pour l'avenir !) Mais pour reconnaître et proclamer le principe même de l'efficacité et de l'innocuité du mercure, on peut dire qu'il n'y eut jamais qu'une voix parmi toutes les compétences désintéressées du monde entier. Je suis donc convaincu que le mercure ne sera pas frappé d'ostracisme, et que le remède d'Ehrlich trouvera en lui son plus fidèle et sûr auxiliaire ».

A ce sujet, et dans *Le Matin* du 15 septembre dernier, voici ce que disait le célèbre professeur Bouchard, membre de l'Académie des sciences et de l'Académie de médecine :

« Le rêve pour un médicament c'est naturellement de détruire le germe de la maladie, tout en respectant l'organisme malade.

« Le docteur Moneyrat et le docteur Hallopeau, qui a expérimenté le procédé de M. Moneyrat, ne se sont pas enveloppés de mystère et nous ont dit tout bonnement, à la française, ce qui dans leur médicament était nocif pour le microbe de l'avarie : l'arsenic, dont le phényl augmente l'action thérapeutique dans d'importantes proportions, action qui probablement aurait été également funeste à l'organisme animal, s'ils n'en avaient paralysé l'effet par l'amino.

« Avec des données aussi sérieuses, il est permis de se livrer
à des expériences, et vous savez que celles faites par M. Hallopeau ont donné de prodigieux résultats. Je trouve par contre
imprudent, sur la foi d'un savant même aussi considérable
que M. Ehrlich, d'aller traiter un malade avec un médicament
dont la composition vous est inconnue et le dosage par suite
difficile.

« L'avarie est vaincue, c'est vrai ; seulement ce n'est pas le
professeur Ehrlich qui l'a vaincue. La victoire était déjà pro-
mise, le jour où l'on a découvert le microbe, et je crois que le
reste a été fait par les docteurs Moneyrat et Hallopeau notamment, lorsque le premier, voici deux ans ayant découvert son
acide aminophénylarsénique, le second l'employait avec un incomparable succès en l'associant au traitement mercuriel.

Le « 606 » a tué 14 malades sur 10.000
Jamais l'avarie n'en tua autant

Au moment où, à Kœnigsberg, devant plus de deux mille
médecins venus de tous les points de l'Allemagne, le professeur
Ehrlich a fait l'apologie du « 606 », le bruit courait à Paris que
deux malades atteints d'avarie venaient de mourir après avoir
subi le traitement du maître allemand.

Ces deux cas, ajoutés aux 11 décès avoués par le savant de
Francfort, portent à 14 le nombre des décès survenus parmi les
10.000 cas d'avarie traités par le « 606 ».

C'est dans le service du professeur Chauffard et en son absence que le « 606 », appliqué à des avariés, a entraîné des accidents mortels.

Le professeur Hallopeau, à qui nous avons fait connaître
hier les deux cas de mort survenus à Paris, ne semble point
étonné.

Dans son vaste cabinet de travail du boulevard Malésher-
bes, le savant posément nous dit :

» En dehors des cas de mort que vous me signalez, je peux
vous dire que de nombreux accidents occulaires ont été enre-
gistrés, des cas d'*amaurose* ou de *cécité* plus graves que ceux
produits par l'*atoxyl* ont déjà été publiés.

« A Paris, plusieurs cas ont été signalés et je ne pourrais
dire si ce n'est pas à la Salpêtrière. A Prague, un grand nombre
de cas de cécité ont été constatés dans les hôpitaux où le « 606 »
a été appliqué.

« Ce n'est point que le « 606 » n'ait pas de grandes vertus.
Il est merveilleusement efficace dans un grand nombre d'accidents syphilitiques et surtout dans les accidents tertiaires. Mais
il est toxique. Il faut donc ne le manier qu'avec une grande
prudence, ne l'essayer qu'après l'échec des autres méthodes.
Dans les syphilis rebelles à tout traitement, il ne faut hésiter à
employer le « 606 ».

« Voici quelles sont ses indications, continue le professeur
Hallopeau. Mais vouloir l'employer pour le traitement général

de l'avarie, sachant quels sont les accidents qu'il peut entraî
ner, serait de la dernière imprudence. »
Sur le pas de sa porte, le savant nous dit un dernier mot :
- Pendant les vingt cinq années où, à Saint-Louis, j'ai vu
défiler plus de 120 000 malades, je n'ai enregistré que quatre ou
cinq morts au plus dues à l'avarie.
« Avec le « 606 », en quelques mois, sur 10.000 ou 11.000
cas, 14 décès se sont déjà produits. »

Guérison

Il importe au plus haut point de rapporter ici les déclarations
qu'a faites au monde savant le Dr de l'Institut scientifique et
médical, sur la certitude qu'il a acquise de guérir cette terrifiante maladie. **Ce traitement ne tue jamais, il GUÉRIT
toujours.**

« J'ai dit, déclare-t-il, et j'affirme à nouveau que je guéris la
syphilis de façon rapide, radicale et totale. J'affirme que, sous
l'influence victorieuse de mon traitement *HERMES* et *IODOR-
GANIQUE*, tout danger disparaît. J'affirme enfin qu'un malade
atteint de syphilis ancienne ou récente redeviendra, en peu
de temps, absolument sain et indemne de tout danger et de
toute complication.

« J'appelle en conscience l'attention du public et celle des
médecins, sur la nécessité qu'il y a de suivre le seul traitement
capable de purifier l'organisme et de préserver l'humanité des
pourritures syphilitiques.

« Les malades n'ont pas le droit de se mutiler volontairement : l'ignorance seule de mon traitement serait leur excuse,
mais puisqu'il appartient à la science, il est de leur devoir impérieux de suivre ma méthode et de cesser, en se guérissant,
d'être un danger pour la Société, en restant le foyer de contamination qui menace tous ceux qui les approchent de près ou
de loin.

Nous n'ajouterions rien à ces déclarations si nous n'avions à
affirmer personnellement que les malades trouveront dans
nos laboratoires les préparations *Hermes* et *Iodorganique*
qu'ils désirent avec tant d'ardeur et que par nos soins leur
offrent désormais la science bienfaisante et généreuse. Nous affirmons enfin et nous insistons sur cette affirmation car elle
est la plus importante : Ce traitement est sans danger. Il guérit toujours. Il ne nuit jamais.

Direction Générale du Traitement

Dès l'apparition du premier accident syphilitique (chancre ou
roséole), commencer le traitement.

On devra suivre les règles suivantes :

Première année. — 6 cures *Hermes* de 1 mois, séparées chacune par 1 mois de repos. On prendra à chaque repas, en mangeant, une dragée d'*Hermes*.

Deuxième année. — 4 cures de *Hermes* d'un mois séparées chacune par 2 mois de repos. Egalement, 2 dragées par jour en mangeant.

Troisième année. — 2 à 3 cures de *Hermes* d'un mois et 3 à 4 cures d'*iodorganique* d'un mois. Pour le *Hermes*, 2 dragées par jour, en mangeant, et pour l'*iodorganique*, 2 cuillerées à soupe par jour en mangeant également.

Quatrième année. — 3 cures d'*iodorganique*, 2 de *Hermes*.

Cinquième année. — 2 cures d'*iodorganique*.

Enfin, on se trouvera bien de faire tous les ans une cure d'*iodorganique* au printemps.

Malades, rapportez-vous en exactement à ces prescriptions, et nous vous affirmons de la façon la plus absolue que la guérison parfaite de votre maladie sera certaine.

DRAGÉES D'HERMES, la boîte...... **8 fr. 75**

IODORGANIQUE, le flacon.......... **5 fr. 75**

CACHETS LUCAS
digestifs

Une mauvaise digestion est une source de douleurs variées, qui, si elles se renouvellent rendent tristes, acariâtres et prédisposent à la neurasthénie.

En dehors de cela les mauvaises digestions sont productrices de *toxines* qui empoisonnent le sang et conduisent à la mort.

Quand la digestion mauvaise n'est pas le résultat déjà maladif de l'estomac, elle le détermine. Toutes les affections stomacales ont à leur origine de mauvaises digestions causées par d'insalubres ou trop abondantes nourritures.

Il importe au plus haut point pour la bonne humeur et pour la santé, de bien digérer.

Ce résultat est toujours acquis avec les *Cachets digestifs Lucas*.

Si vous souffrez de l'estomac, si vos aliments ne passent pas, si vous avez des nausées, des aigreurs, des étouffements, vous les ferez disparaître en prenant après chaque repas un (deux au plus) cachets digestifs Lucas. Les *Cachets Lucas* sont une véritable panacée de l'estomac. Ils sont la **meilleure** spécialité qui existe. Il n'est pas de termes assez louangeux pour les présenter : ant leur action sur l'estomac est bienfaisante. Prenez des Cachets Lucas, et vous digérerez toujours sans fatigue et sans douleur.

La boîte de cachets : **3 fr. 50** — par la poste : **3 fr. 75**

CAPILLOGÈNE

Alopécie, Calvitie, Chute des Cheveux

On appelle *Alopécie* la chute partielle ou totale, lente ou rapide, mais accidentelle des cheveux. Les variétés sont nombreuses comme les causes qui peuvent être : la malpropreté du cuir chevelu, l'usage des teintures, lotions, pommades irritantes, des maladies comme la teigne, l'eczéma, le pityriasis, l'érésypèle la syphilis, la scarlatine, la rougeole, la variole, la fièvre typhoïde, l'abus des plaisirs vénériens ou une extrême faiblesse.

On appele *Calvitie* la même chute des cheveux, qui survient prématurément ou par suite des progrès de l'âge, mais sans altération morbide du cuir chevelu. Les soucis, le surmenage intellectuel, les passions déprimantes et certaines prédispositions diathésiques, en dehors de toute maladie spéciale, peut amener la calvitie.

Fuyez les lotions destructives, les teintures meurtrières, les pommades flétrissantes, mais faites, au contraire, qu'à la solidité de leurs attaches s'ajoute la luxuriance de leurs croissances ondoyantes sous les reflets brillants de la lumière.

Frictionnez-vous chaque soir le cuir chevelu avec la «Lotion Capillogène» de l'Institut, et vos cheveux cesseront, sur le champ, de tomber. Tous les bulbes pillaires reprendront leur première activité et la repousse s'opèrera rapidement.

Nous demandons donc aux incrédules les plus acharnés de vouloir bien tenter un essai. L'efficacité de la Lotion Capillogène de l'Institut est réelle et nous la garantissons.

Donc, si vous êtes chauves, n'hésitez pas à employer la lotion *Capillogène*, vous verrez repousser vos cheveux et vous serez émerveillés des résultats surprenants que vous obtiendrez.

Si vos cheveux tombent, n'attendez pas d'être chauves, persuadez-vous que la lotion *Capillogène* en arrête immédiatement la chute.

MODE D'EMPLOI : Frictionner chaque soir le cuir chevelu avec la lotion. Se servir de préférence d'une brosse à dents que l'on imbibe de lotion.

Prix : Le demi-flacon, 5 francs. — Le flacon, 7 francs
Franco, 5 fr. 50 — Franco, 8 fr. 60

IBOSINE

Préparation Généreuse, Fortifiante
Et Régénératrice

D'un usage nécessaire, voire même indispensable, en cas d'anémie, pâles couleurs, pertes blanches, arterio-sclérose et neurasthénie.

L'Ibosine se recommande tout spécialement en cas d'anémie, pâles couleurs, flueurs blanches, etc.

C'est le fortifiant du sang par excellence. On peut dire que c'est du Sang complet en capsules.

L'Ibosine contient d'abord du fer ; mais ce fer s'y trouve d'abord sous une forme qui lui permet de passer dans le sang et *d'être assimilable*. Tandis que la plupart des préparations ferrugineuses ne font que traverser l'intestin, sans être absorbées ni incorporées, le fer de l'Ibosine, soluble et isotonique, se trouve assimilé, et cela sans fatigue. La meilleure preuve en est qu'il ne produit aucune constipation ; il n'agit que sur le sang et nullement sur la muqueuse intestinale.

Outre le fer indispensable au sang, l'Ibosine contient d'autres principes qui favorisent la reproduction des Globules rouges et des Globules blancs auxquels ils donnent l'énergie nécessaire pour se défendre contre toutes les causes d'affaiblissement.

Sous l'influence de l'Ibosine, tous les troubles disparaissent. Le sang régénéré, se répandant dans toutes les parties du corps, emporte dans son courant tous les déchets, renouvelle tous les tissus, leur apporte des aliments purs et de la vigueur. Aussitôt les lèvres et les joues se colorent, l'appétit réapparaît, La gaieté et la joie remplacent l'abattement. Le malade cesse d'être un malade ; il a enfin du sang.

Mode d'emploi : *L'Ibosine* se présente sous forme de capsules très faciles à avaler et de conservation indéfinie.

On en prendra trois à cinq par jour, trois pour les enfants quatre pour les jeunes gens ou jeunes filles, cinq pour les adultes.

On les avalera en mangeant, c'est-à-dire avec les premières bouchées du repas, par exemple : 1 au petit déjeuner du matin, 2 à midi et 2 le soir.

Le traitement sera suivi au moins pendant un mois ; mais il est souvent nécessaire de le continuer plus longtemps, auquel cas on prendra l'Ibosine pendant 20 jours dans le mois et en se reposant les dix autres jours.

Prix : L'Etui, 3 fr. 50. — Franco, 3 fr. 70

POMMADE
DES QUATRE FONDANTS

Spécifique souverain contre les *Abcès*, les *Adénites, Grosseurs, Glandes* et autres *Engorgements des Tissus.*

Traitement local. — Il consiste en des onctions avec la *Pommade des Quatre Fondants* ; cette médication est indispensable pour assurer la guérison. Ces onctions consistent en des frictions *légères* faites avec la main, mais elles doivent être continues, c'est-à-dire *prolongées* pendant environ dix minutes pour faire pénétrer la pommade dans les tissus. Recouvrir ensuite avec une couche d'ouate et, le lendemain matin, laver avec de l'eau tiède.

L'observation de ce traitement est une garantie de guérison sans autre intervention.

La *Pommade des Quatre Fondants* est une de ces préparations merveilleuses dont l'efficacité est toujours certaine ; elle entre dans la catégorie de ces remèdes éprouvés, dont la renommée ne cesse de grandir dans de nombreux départements où, depuis des générations, elle a guéri mal blanc et abcès de toute sorte ; elle ne s'altère pas et sa garantie [de conservation en fait un remède que l'on doit avoir chez soi d'une façon permanente.

Prix : Le pot, 2 fr. 50. — Franco, 2 fr. 75

TOPIC INDIEN

Le TOPIC INDIEN anéantit la Douleur

Parmi tous les moyens que la « Médecine qui Guérit » utilise pour la guérison des douleurs, le *Topic Indien* n'est pas le moins intéressant.

Il est en tout cas d'une efficacité certaine, et invariablement confirmée par les résultats immédiats qu'il obtient dans la suppression des douleurs qui nécessitent son intervention. Nous donnons plus loin quelques explications techniques et des comparaisons qui feront comprendre l'action et le rôle du *Topic Indien* ; mais quelque logique, quelque judicieuse que soit une démonstration, rien ne vaut une application, une constatation plus évidente et plus convaincante que tout le reste.

Les expériences et les constatations sont extrêmement nombreuses et nous les avons là pour encourager notre ardeur à propager l'usage du *Topic Indien*, mais ce n'est pas assez que nous soyons convaincus par des preuves à l'appui de la théorie, par des succès constants et continuels, il faut aussi, il faut surtout que tous les malades soient aussi convaincus.

Les malades sont très faciles à convaincre parce qu'ils souffrent, mais leur confiance est si souvent trompée que les affirmations les plus sérieuses, les plus honnêtes, les plus consciencieuses sont exposées à n'être point entendues.

Nous ne pouvons que crier bien haut avec tout l'accent de sincérité que peut seule donner la vérité : Essayez et vous saurez.

Les propriétés du *Topic Indien* sont du reste démontrées de la façon suivante :

Si de toutes les fonctions circulatoires du corps humain, celle du sang est surtout visible et en quelque sorte palpable, il en est une autre qui, pour être occulte et peu appréciable, si ce n'est cependant dans ses effets, n'en est pas moins d'une importance capitale.

Comme les veines et les artères, pour le sang, les muscles et les nerfs ont pour objet de transmettre aux extrémités, le fluide vital impondérable, émanant de la masse cérébrale ; c'est ce fluide qui, transmettant les ordres de l'encéphale aux membres, les fait agir. Le fluide vital émane d'une source centrale renfermant les principes vitaux essentiels de l'organisme.

Or, s'il arrive que ce fluide vital soit contrarié ou arrêté dans son évolution normale, par une cause accidentelle ou morbide, il se produira fatalement des accidents locaux, qui se traduiront par le symptôme douleur, au point même renfermant l'obstacle à la libre circulation du fluide vital vers les extrémités.

C'est ainsi qu'une contusion, une piqûre, une compression, la déviation d'un muscle, la lésion d'un nerf, le froissement d'un ligament, une inflammation morbide quelconque, se révélant par une rougeur plus ou moins intense, par une gêne dans le mouvement, par un empâtement, démontrera par la douleur qui se manifeste aussitôt, que le fluide vital ne circule plus ou circule mal ; donc, il suffira de donner à ce principe vital une issue pour obtenir la disparition des symptômes douloureux.

Une simple comparaison servira à fortifier l'exactitude de ce raisonnement. Le fluide vital qui circule dans nos nerfs peut être et doit être assimilé au fluide électrique qui circule dans les fils conducteurs d'une installation quelconque.

Si l'on oppose une résistance, un obstacle quelconque à la libre circulation de ce courant, on constate qu'à l'endroit où est situé cet obstacle il se produit un travail considérable, une sorte d'accumulation du fluide qui se traduit en chaleur, voire en incandescence lumineuse.

La lumière électrique n'est pas autrement obtenue. Le fil capillaire de platine ou de charbon placé sur le courant s'oppose par sa ténuité à la libre circulation du fluide qui, se concentrant à cet endroit se transforme en chaleur et en lumière.

Si l'on plaçait sur le courant d'un fil relié à une lampe électrique un autre fil donnant libre circulation au courant, immédiatement le fluide prendrait cette nouvelle direction sans obstacle et la lampe s'éteindrait.

Le *Topic Indien* a été imaginé pour obtenir physiologiquement sur nos organes ce bienfaisant et inappréciable résultat. Par son application au point douloureux, le fluide vital est dégagé de l'obstacle qui s'oppose à sa libre expansion et il s'épanche. Dès lors l'inflammation qui est considérablement accrue par l'état anormal créé par l'accumulation du fluide se trouve diminuée et par suite la douleur répercutée vers le cerveau, est annihilée d'abord en partie, bientôt totalement disparue, et tout rentre enfin dans l'ordre.

Ce mode de traitement trouve surtout son application dans les affections suivantes :

Torticolis. — Maux de tête. — Arthrite. — Maux d'oreille. — Douleurs névralgiques. — Maux de dents. — Goutte. — Névralgies. — Douleurs articulaires. — Contusion. — Entorse. — Gonflement articulaire. — Luxation. — Inflammation locale. — Douleurs musculaires (rhumatismes). — Douleurs des reins et faiblesse de la colonne vertébrale.

Que dans tous ces cas nos lecteurs utilisent le *Topic Indien* et la cessation de la douleur la plus certaine, la plus rapide, la plus immédiate leur est assurée.

Les succès constants, réguliers, invariables sont là pour le démontrer.

Prix du Topic Indien . . . . 7 fr.
Franco par la poste . . . . 7 fr. 25

www.ingramcontent.com/pod-product-compliance
Ingram Content Group UK Ltd.
Pitfield, Milton Keynes, MK11 3LW, UK
UKHW020736120726
13693UKWH00001B/354